早稲田教育ブックレット No. 4

「食」と発達、そして健康を考える

―母親の栄養と赤ちゃんの発達と成長後の健康―

講演会趣旨と問題提起　坂爪一幸

母親の栄養と赤ちゃんの発達と健康
―低出生体重児の増加とその影響―　福岡秀興

胎児の栄養環境とエピジェネティクス　久保田健夫

子どもの発達障害の最近の傾向
―精神医学の立場から―　市川宏伸

大人の健康障害の最近の動向
―健康医学の立場から―　大貫学

全体討論

表紙イラスト／加藤　巧

まえがき

「早稲田教育ブックレット」No・4は早稲田大学教育総合研究所が主催（共催：早稲田大学教職課程・教育学部・大学院教育学研究科・教職研究科）した、教育最前線、公開講演会『「食」と発達、そして健康を考える─母親の栄養と赤ちゃんの発達と成長後の健康─』（二〇〇八年六月二十八日開催、基調講演：福岡秀興氏、教育講演：久保田健夫・市川宏伸・大貫　学の各氏）が基になっています。講演者は、基礎医学や臨床医学の第一線でご活躍されている方々です。

本講演会には多数の方々のご参加をいただきました。参加者の職種も教師、学生、栄養士、保健師、助産師、カウンセラーなど、これまでになく多様でした。そして、講演会終了後に回収したアンケートの結果も大変に好評でした。

本講演会を通じて、これからの教育が多様な専門領域と連携していかなければならないことを改めて実感させられました。また、早稲田大学教育総合研究所にとりましては、今後の新たな方向性を示唆する重要な講演会になりました。

今回「早稲田教育ブックレット」No・4として刊行するにあたり、各講演者の方々に内容を改めてわかりやすくまとめていただきました。また、講演会のパネルディスカッションの際には、講演者と参加者との間で質疑応答が熱心に交わされました。これらについても掲載しました。

講演会の開催時に作成し配布したパンフレットには講演会の趣旨が記載されています。「早稲田教育ブックレット」№・4の刊行目的、および「まえがき」としてこれ以上にふさわしいものはありません。ここに再掲して、「まえがき」に代えたいと思います。

編著者代表　坂爪　一幸

『「食」と発達、そして健康を考える――母親の栄養と赤ちゃんの発達と成長後の健康――』

講演会の趣旨

現在、日本は少子超高齢社会に急速に移行しています。少子化といわれながらも、教育および医療の現場では、発達障害のある子どもが増加している印象があります。二〇〇二年の文部科学省の調査では、発達に問題のある生徒（特別な支援が必要な生徒）は約六％いるとされています。またＮＨＫの調査では、特別支援学校に在籍する生徒数は、一九九六年に比べて二〇〇三年時点で、全国では約二三％、東京都では約三二％程度増加しているとしています。実際、数年前から都内の特別支援学校では生徒の増加に対して、教室が不足する事態にもなっています。

発達障害のある子どもの臨床像も変化しているようです。発達障害には種類がありますが、自閉性障害のある子どもが増えているようです。特に、比較的軽度の発達障害、つまり知的障害を伴わない高機能自閉症やアスペルガー症候群、また注意欠陥・多動性障害のある子どもが多くなっている傾向を教育や医療現場では指摘しています。いわゆる〝グレー・ゾーン〟に属する子どもたちが増加している印象があります。またいくつかの特別支援学校では、知的障害を伴う自閉性障害のある子どものために、新たに自閉症学級を設けたりしています。

発達障害のある子どもが増加している原因や要因はさまざまに推測されています。最近その一つとして考えられているのが、近年の低出生体重児の増加です。母親の胎内で低栄養状態にあった赤ちゃんは出生体重が標準より軽いだけでなく、出生後そして成長後に発達や健康上のリスクが高まる可能性が指摘されています。たとえば、発達障害やメタボリック・シンドローム（生活習慣病）のリスクが高まることが示唆されています。これらは医療・教育・保健・福祉・行政の関係者だけでなく、将来赤ちゃんの親になる立場の者（学生など）にとって非常に重要な問題です。

本講演会が、低出生体重で産まれてくる赤ちゃんの増加の実態とその推定される原因や要因、母親の胎内にいる赤ちゃんの低栄養が招くリスク、そして医療現場における発達障害や健康障害の最近の実態、これらについて学び、問題を共有し、さらに的確な対応を考える機会になれば幸いです。

（講演会企画者：坂爪　一幸）

講演会趣旨と問題提起

早稲田大学教育総合研究所　所長
早稲田大学教育・総合科学学術院　教育心理学教室　教授　坂爪　一幸

最初に、今回の講演会を企画した私の方から、「講演会の趣旨と問題提起」ということで、本講演会について少しご案内したいと思います。

一、発達障害のある子ども・生徒・学生の増加について

先ほどの早稲田大学教育・総合科学学術院長の藁谷先生のご挨拶のなかに「教育最前線講演会シリーズ七回」とお話がありました。私どもの教育総合研究所が「教育最前線講演会」を開いたとき、最初に取り上げたのが「発達障害支援にどう取り組むか」ということでした。その後いくつかのテーマで講演会を行いました。本日の講演会にご参加の先生や学生の方、そのほかの方もいらっしゃると思いますが、教育の現場では今、発達障害の生徒さんが増えている印象を多くの方が感じられていると思います。最初に皆さんとこのような問題を共有して、そしてそれをどのようにとらえたらよいのかを今回お話しいただく講師の先生と一緒に考えられればと思います。

最初に、二〇〇四年の五月頃ですが、ＮＨＫが当時の中野養護学校（現　中野特別支援学校）を

取材し首都圏ニュースで特集として放送しました。特集のテーマは、在籍生徒数の増加に伴う教室の不足と、生徒の障害の多様性に伴う専門家連携の重要性でした。当時の校長先生は現在早稲田大学の客員教授の山口幸一郎先生でした。専門家連携のひとりとして私も取材を受けました。この四年前の放送では、「養護（特別支援）学校に在籍している生徒の数が増えており、今後一〇年くらいは増えていく見込み」と語られていました。当時の放送には、今回の講演会の問題点の基本的なところが含まれていました。ひとつは発達障害の生徒が増えていること、もうひとつはそのなかでも自閉症の生徒が増えているという、この二点です。問題は、これが現在はどうなっており、そして増えているとしたら、その原因は何か、ということです。

皆さんご存じのように、日本は少子化といわれ、子どもの出生数が減っています。ところが、普通学校の特別支援学級に在籍している生徒数の推移をみると、一九九五、六年をターニングポイントにして、在籍している生徒が増えています。次に、特別支援学校の在籍生徒数の推移をみると、病弱の生徒数は減少傾向にあるようです。肢体不自由の生徒数はあまり変化がありません。しかし、知的障害の生徒数が増えています。これも一九九六年あたりがターニングポイントになっています。

具体的な例として、ある特別支援学校の校長先生から少しデータをお借りしました。一九九六年から二〇〇八年までの間に、在籍の生徒数がどれくらい増えているかを示します。一九九六年では在籍生徒数は六三名でした。この特別支援学校は小学部のみの特別支援学校です。小学部だけですけれども、一九九六年では六三名であったのが、それがこの約一〇年の間に一二〇人になっているわけですね。倍増しているわけですね。そして、在籍している生徒の発達障害の種類をみると、自閉症ないしは自閉的な傾向を伴う知的障害の生徒が六割くらいを占めています。

発達障害の方が増えているというのは、おそらくさまざまな現場で、実際に最前線で仕事をしていらっしゃる方たちが実感しているところだろうと思います。今、お話に出てきた特別支援学校の先生はもちろん、普通学校の先生も、知的障害はないかもしれないけれども、グレーゾーンにあるような生徒、発達になんらかの問題を抱えているような生徒が増えている印象をお持ちの方が多いと思います。幼稚園や保育園の先生も同じ印象をもたれています。当然、私も担当しておりましたけれども、発達障害の子どもたちが相談にくる療育センターや発達健診や発達相談でも件数はやはり増えています。受診まで何ヵ月待ちという状態だと思います。大学の学生相談室にも最近は、発達障害関連の問題を抱えている学生の相談が非常に増えてきています。おそらく職場や会社でも、同様かもしれません。

二、最近の子ども・生徒・学生の傾向について

最近の傾向として、発達障害とはいわれていない一般の生徒や学生に、他者配慮や他者意識の乏しさ、概して、社会性がうまく育まれていない方が多いような気がします。社会現象としても、ひきこもりやニートが話題になっています。これらは自閉性と直結しているわけではありませんし、心因性の問題、うつ状態など、さまざまな原因が絡んでいるのでしょう。しかし、社会にうまく適応できない（あるいは適応しない）という表面的な特徴だけをみれば、自閉性関連の問題

と何か似ている印象を感じてしまいます。

次に、注意欠陥・多動性障害関連の問題のある生徒や学生も増えているように思います。実際のデータはわかりませんが、私の印象では、発達障害とみなされていない生徒や学生にも、落ち着きがない、キレやすい、がまんできないなどの状態を示す方がどうも増えているような気がします。これらの点に関しましては、本日ご講演いただく市川先生が臨床医学の立場からのデータを、また久保田先生は基礎医学の立場からのデータを示されるかもしれません。

さらに、学力の問題があります。学習障害の方は、ご存じのように、読字・書字・計算の獲得が遅れます。概して、言語関連の能力の獲得に困難さを示します。ところが、一般の生徒や学生の場合も、これも私だけの印象かもしれませんが、読書力の低下、文章の作成や構成力の低下など、ことばの力が一般的に低下しているように思えます。

ことばを取り巻く社会の変化もあります。以前に比べて、視覚化された情報が増加していると思います。このことは、ことばの力の低下に伴っている、あるいはことばの力の低下を反映しているのかもしれません。教育現場では、〝わかりやすい教材〟という非常に耳ざわりのいい表現を標榜して、教材の視覚化が急速に進行したように思います。視覚化された教材、言い換えれば、教材の〝絵本化〟が急増しているように思います。視覚化された情報は〝わかりやすい〟情報です。低年齢の子どもや小学校の生徒、また発達に遅れのある生徒には、それが必要かもしれません。しかし、高校生や大学生などの場合、〝絵本化〟された〝わかりやすい〟教材を多用することが本当によいのでしょうか？　概して、言語情報に比べて、視覚情報には意味の多義性がありません。視覚情報は、簡潔明瞭で、〝考える〟余地が入らない情報ともいえます。このような多義性のない情報を多用した教育は、〝考える力〟の育成にどのように影響するのでしょうか？もしかしたら、ことばで考える力をうまく養えない、さらには、考える力を奪っている可能性があるかもしれません。教材の使い方への深い配慮が必要と思います。

成長後の健康の問題もあります。今日の福岡先生や大貫先生のお話に出てくると思いますが、低出生体重のお子さんの場合、成長後にいろいろな疾患を伴いやすい危険性が指摘されてきています。最近の生徒や学生たちをみていますと、体型が細く薄い、こういう方が増えている気がします。そして、歩くときの姿勢をみていると、前屈み気味です。また、歩いているときの重心が不安定な歩き方をしている方が多いように思います。授業場面をみていますと、大学の場合は九〇分間授業ですけれども、九〇分間きちんとした姿勢を保てない。クニャッとした姿勢になる学生、つまり筋緊張が低下しているような姿勢の学生が増えているように思います。

個人的な印象を思いつくままにあげてきたのですが、これらは一体何なのでしょうか。たまたま私が抱いているまちがった印象にすぎないのか、それとも何か環境（しつけ、学校教育、社会の変化など）の問題があるのか、それとも生物レベルで何かが起きているのか、こういった点を問題意識として、今日の講演会をお聞きいただき、参加された皆さんと考えることができればと思います。

母親の栄養と赤ちゃんの発達と健康

―低出生体重児の増加とその影響―

早稲田大学総合研究機構胎生期エピジェネティクス制御研究所　客員教授　福岡　秀興

一、はじめに

ただいま紹介いただきました福岡です。産婦人科の立場から最近のお母さん方の栄養状態を共に考えたいと思っています。今日、少子高齢化の問題点として、出生数の増加に加え、もうひとつの重要なテーマは次世代の健康を確保することです。次世代の健康を考えるとき、今は厳しい状態が進行しているのではないかと危惧しております。

二、成人病胎児期発症説について

成人病胎児期発症説という考え方は、一九八六年にデイビッド・バーカー（David Barker）というイギリスの方が唱え始めた新しい考え方であり、「成人病の素因は、受精つまり妊娠した時点、胎芽期（妊娠八週まで）、それ以降の胎児期と乳幼児期に、低栄養あるいは過栄養に暴露されることによって形成される。この素因にマイナスの生活習慣が負荷されることで、成人病が発症する」という考え方です。この考え方は成人病の予防は容易であることを示しています。即ち、

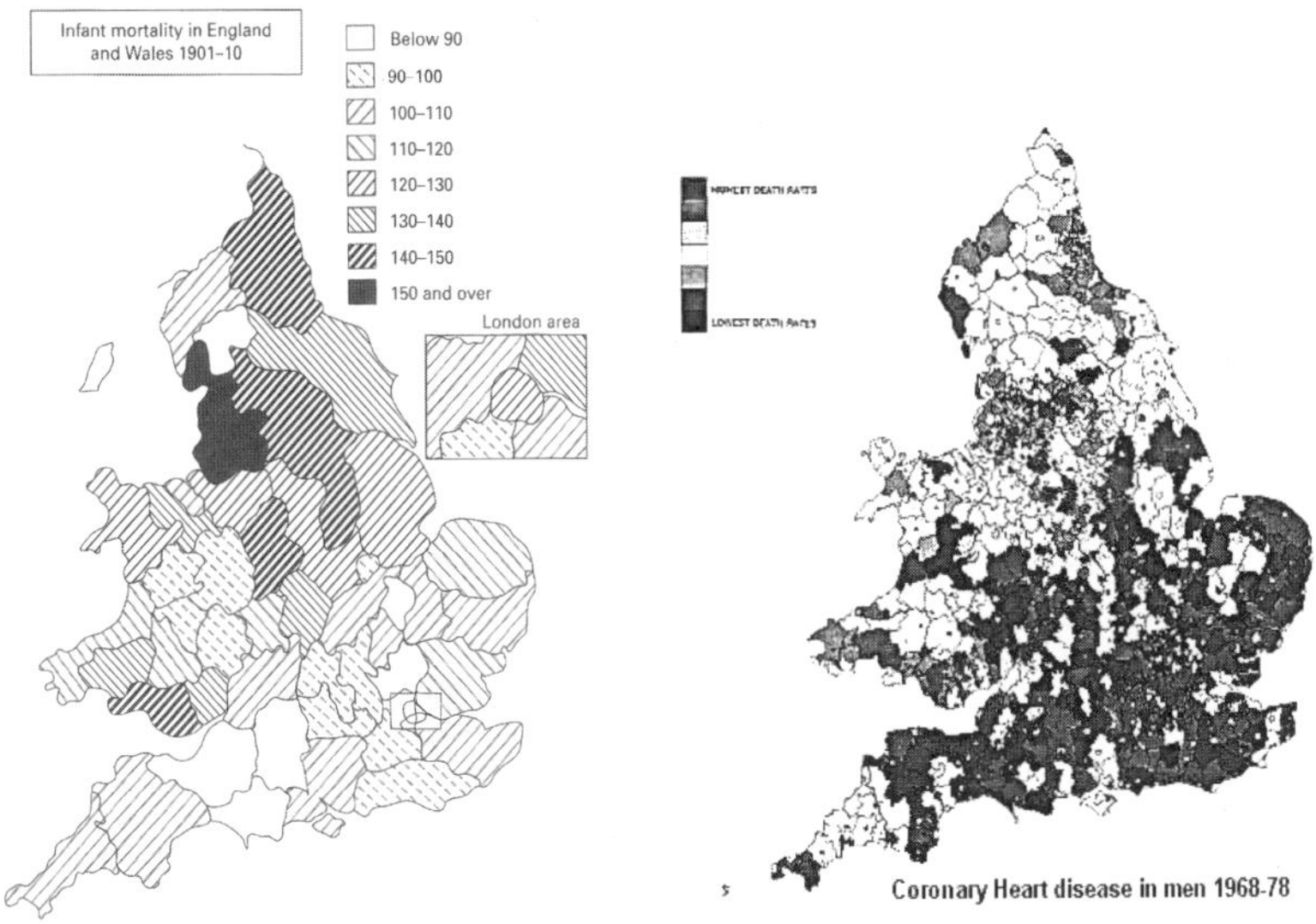

Redrawn figure by D. J. Barker from Review of England and Wales Atlas of Mortality from selected Diseases in England and Wales 1968–1978

図1　乳児死亡率（1910-1910）と男性虚血性心疾患死亡率（1968-1978）

受精した時点、胎芽期、胎児期、乳幼児期とこれらの時期に低栄養や過栄養に暴露されることなく栄養が望ましい状態であれば、疾病の素因はつくられません。ですからマイナスの生活習慣がいくら負荷されたとしても、成人病になるリスクは少なくなります。これは健康な生活を送るための基本となります。逆にこの時期に過栄養、低栄養に暴露されたならば、疾病に罹患するリスクが高くなります。そういう厳しいことを示している考え方です。

(一)　歴史的経緯①——イギリス

この考え方の歴史をお話します。図1の左図は、一九〇一年から一九一〇年の、イギリスの乳児死亡率を地域ごとに見た図です。このころに生まれた人たちが成長した一九七〇年前後の男性の心筋梗塞による死亡率を地図にしたものが図1の右図です。ふたつの地図は七〇年の時間差がありながら、非常に似ています。乳児死亡率が高いところでは心筋梗塞の死亡率が高く、低いところでは心筋梗塞による死亡率も低いことが示されています。驚くべきことは、この調査がなされ、記録が保存された当時、日本は日露戦争の前後です。その頃すでにイギリスではこのようにしっかりした公衆衛生学的なデータの蓄積があったのです。はたして日本でこういうものが可能であったか否かは疑問です。現在も母子手帳のデータを有効に活用できていないのではとも思われます。

バーカー先生はこの地図から、乳児死亡の原因は母親の妊娠中に栄養状態の悪いことが原因ではないか。出生体重が小さいのは子宮内の栄養状態は悪かったからではないか。そうならば、出生体重が小さい人では虚血性心疾患での死亡率が高くなるのではないかという、大胆な仮説をたてました。その仮説を証明するために一九〇一年から出生体重が記録され、保存されているところを探しました。ハートフォードシャーでその記録されたものが発見されました。一九〇一年から一九四五年に生まれた人たちの全部のデータがあったのです。出生体重と虚血性心疾患との関連をみると、予想通りに、男性・女性ともに、出生体重が小さくなると死亡率が高くなり、ある体重を超えると逆にまた増えていました。仮説が見事に証明されたわけです。それ以降、多くの疫学的な調査が大々的になされました。

(二) 歴史的経緯②――オランダ・冬の飢餓事件

歴史的に子宮内の環境が赤ちゃんの予後を決定することを示す、「オランダの冬の飢餓事件」という有名な事件があります。ナチスドイツは、五か月間、オランダの西部のある地域の食料を遮断しました。この時期に低栄養に暴露されたお母さんから生まれた人たちの予後を調査したのです。当時の摂取カロリーは、四〇〇から八〇〇キロカロリーでした。餓死した方も多く出ました。これは歴史的な事件で、今の日本にはないと考えられるかも知れないのですが、日本の妊婦でこれに近いのではと思われる方もおられます。その後の調査で妊娠中、低栄養に暴露されたお母さん方から生まれた子どもは、いろいろな病気を引き起こしていました。心臓疾患、糖尿病、中心性肥満、閉塞性肺疾患、腎臓障害などが高率に発症しておりました。バーカー先生の考えが正しいという歴史的な事件がオランダで起きていたのです。

(三)　疫学的調査の実施

その後、多くの疫学的調査が大々的に行われてきました。そのひとつとして、四〇近い疫学調査をもとに、出生体重と二型糖尿病の発症リスクをメタアナリシスした検討があります。その結果は、ある出生体重以上でも以下でも共に二型糖尿病リスクが高くなるというものでした。バーカー先生の成人病胎児期発症説が見事に示されています。ちなみに二型糖尿病を起こすリスクが少ない理想的な出生体重は、イギリスでは三八〇〇グラム。インドでは二八〇〇グラムといわれています。国や民族によって、その理想的な体重が違っているわけです。

(四)　出生体重と関連した疾患

低出生体重との関連が明確な疾患として高血圧、虚血性心疾患、二型糖尿病、脳梗塞、脂質異常症、血液凝固能の亢進、神経発達異常が挙げられます。それから低出生体重との関連が想定されている疾患として、慢性閉塞性肺疾患、うつ病、統合失調症、行動異常、指紋、子宮及び卵巣重量、思春期早発症。乳がん、前立腺がん等が関連していると考えられ調査が進んでいます。バーカー先生はイギリスのサザンプトン大学にDOHaD（Developmental Origins of Health and Disease）研究所、すなわち成人病胎児期発症機構を大々的に研究する大きな研究所を設立しました。第二代所長がマーク・A・ハンソン（Mark A. Hanson）先生です。ハンソン先生は、日本の現状に関して非常に心配をされ、常に日本に対し警鐘を鳴らしています。

三、胎児期代謝適応の持続機序

㈠　三つのメカニズム

どうして、胎児期という人生の初期に起こったことが六〇年後、七〇年後に影響するのか、胎児期と病気の発症する時期があまりにも離れすぎているとしてこの説に信憑性を疑う人々がいます。私は、その機序として三つあると考えています。一つは、ストレスに対する抵抗性が弱くなることです。これは分娩周辺期の脳の発達過程で低栄養だとこのような現象が生ずるのです。二つめは、胎生期の低栄養が器質的変化を起こすというものです。例として腎臓糸球体数の減少があります。インシュリンを分泌するβ細胞の数・体積が減少する、ということもあります。第三に、低栄養に胎児が暴露された場合、少ない栄養で生き抜けるように代謝系が変化します。それは遺伝子構造に変化が起こって生ずるのです。この変化は、出生後一〇年経っても二〇年経っても、変わることがありません。これが、久保田先生のお話しされるエピジェネティクス変化のメカニズムです。このような三つのメカニズムによって、何十年か後に胎児期につくられた素因が

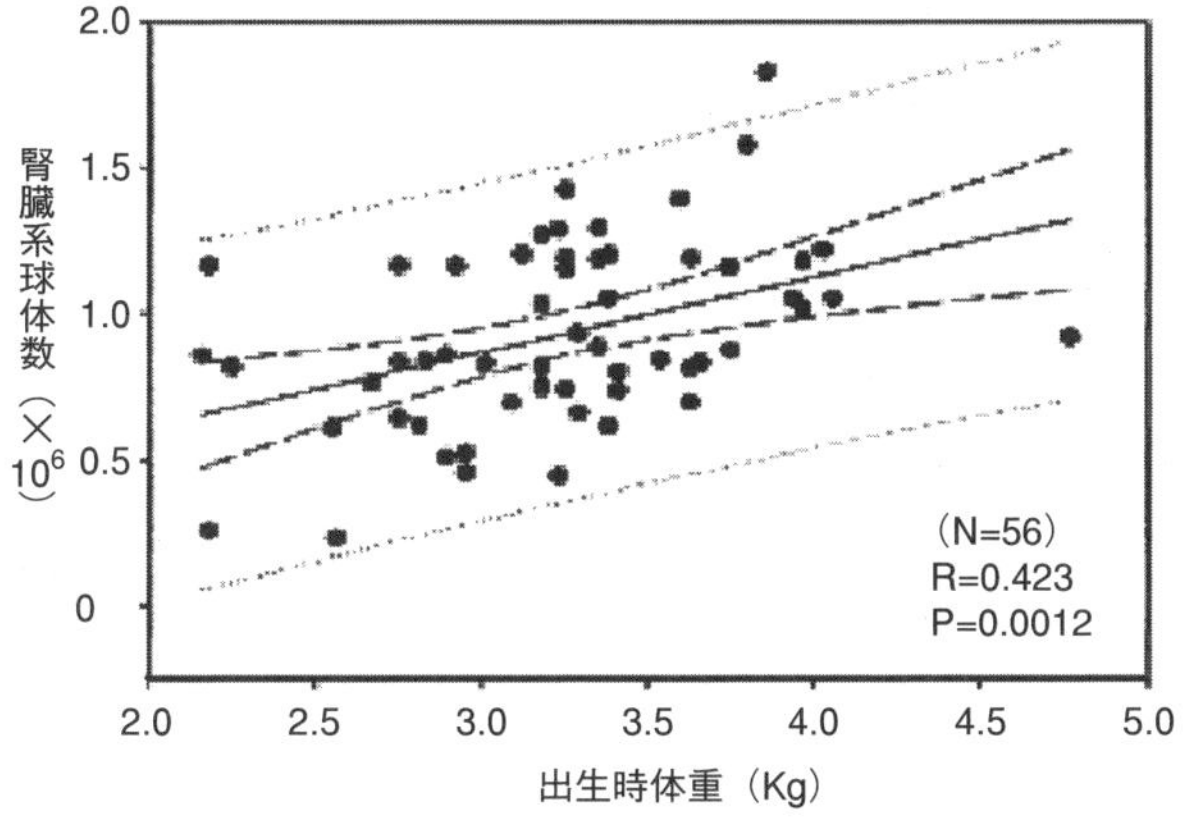

Hugason, M. et al., *Kidney Int 63; 21113,* 2003

図2　出生時体重と腎臓糸球体数

基になって、マイナスの環境に暴露する事により病気が発症すると考えられます。

(二) 低出生体重と腎臓糸球体数

ひとつの例ですが、小さく生まれた赤ちゃんは腎臓糸球体の数が少ないのです。ブレンナー先生は、高血圧のなかで一番多い本態性高血圧はこれが原因ではないかと考えています。これをブレンナー説といいます。出生体重ごとに、亡くなった方の腎臓を細かくスライスして出生体重と腎臓糸球体の数を検討したところ、強く相関していました（図2）。三二〇〇グラムと二六〇〇グラムの赤ちゃんを比較しますと、約三〇％糸球体の数が少ないのです。ですから、少ない腎臓糸球体数で五〇歳、六〇歳になると、同じ体格では糸球体にかかる負荷がまったく違ってしまいます。これが高血圧の発症に通ずると考えられます。

(三) 胎内低栄養と中心性肥満

一旦胎内で起こった代謝変化は変化することなく持続する例として、胎内低栄養が中心性肥満を起こしやすいことを示します。生まれた後も持続する遺伝子発現制御系の変化、即ちエピジェネティクスの変化が続く例と考えてください。母親ラットを、タンパク質を二分の一という低栄養にして育てた群と、普通食を与えた群から生まれた仔ラットの生後一三〇日目の内蔵脂肪を見た実験の結果をひとつの例として挙げます。二一日間が妊娠期間ですから、二一日間だけのタンパク制限食の影響をみたのです。体重は同じですが、内臓脂肪、そして体重と脂肪比を比較すると大きな差が出ていました。脂肪量に約二倍、差があります。生後一三〇日経っても胎内で起こった影響が続いているわけです。それを人で具体に示した「Y－Yパラドックス」という有名な写真があります。ＢＭＩが二二・三と同じ男性二人で、脂肪量を比較したところ九％と二一％、と約二倍の差があります。先ほどの動物実験と類似性があります。これはインドの有名な糖尿病学者ヤジュニック（Yajnik）先生とイギリスの糖尿病研究で有名なユドキン（Yudkin）先生を写真にとりＢＭＩと体脂肪量を比較したものです。両者の頭文字をとりまして、Y－Yパラドックスといいます。このように、同じ体格でありながら、お母さんがインドに暮らしたか、イギリスで過ごしたかということで妊娠中の栄養摂取量に差があってそれが体脂肪量の差になったと説明されています。これも胎内での影響が持続して続くことを示すひとつの例と思います。

四、日本の現状

日本の状態は、先進工業国、発展途上国を含めて、出生体重低下傾向のある国だといわれています。男児女児の平均出生体重の推移をみますと、一九八〇年くらいが一番大きくて、その後どんどん減っています。女の子は完全に三〇〇〇グラムを切りました。男の子は最近のデータでは三〇五〇グラム前後です。今では三〇〇〇グラム以上の赤ちゃんが生まれることは稀だとすらいわれます。日本には古くより、「裸一貫」という言葉があります。これは人生失敗したとしても、裸一貫から出発すれば十分取り返せるという言葉ですね。これをみると、裸一貫という言葉が出た当時は、極端な話ですが出生時の体重が三七五〇グラム前後ある赤ちゃんが多かったことを示しているのではないかとも思われます。この出生体重が確保されている人であれば、人生何が起こってもまた立ち直れる、その力は身体には備わっている。そういう意味を持つ言葉だと理解されます。ところが低体重児であった場合、頑張れる体力、知能、健康度、そういうものが確保してあるかというと、疑問です。

二五〇〇グラム以下の出生児を低出生体重児といいます。その出生割合及びその出生児の数を見ますと、一九八〇年前後を最低として増えています。二〇〇六年は九・六%です。生まれてくる子どもの一〇人に一人が低出生体重児です。また注意すべき点は、早く生まれた場合には出生体重が小さくなるから、この現象は早産が多くなっているからである、という考え方がありますが、それだけでは必ずしも説明できません。早産児と満期産児を比べますと、四：六くらいの割合で満期産児の方が多いのです。韓国と比較してみますと、出生数は韓国でも急速に減っていますが、低出生体重児の頻度は、四・三%です。日本が四・三%であった時代はありません。この低出生体重児の頻度を比較しますと、韓国と日本では生まれてくる子どもの健康度に大きな違いがあると想定されます。

五、日本の妊婦栄養

低体重児の増加原因にはいろいろな原因があって、ひとつでは説明できません。社会的なやせ願望の蔓延、食生活、喫煙、妊娠中の体重増加抑制、早産の増加、生殖補助医療などがあり、これを一つひとつ検証していかなくてはいけないのです。今回は栄養に関して考えてみます。

次世代の健康度を決める時期として、まず受精した時期での栄養環境、卵管・子宮内環境が重要な時期です。それから妊娠中の栄養環境、乳幼児期の環境、つまり胎児あるいは乳児が存在しているまわりの環境因子の影響を受けやすいのです。

㈠　妊娠する前の体格と栄養

妊娠する前の女性の栄養状態ですが、やせているのが美しいとの考え方が広がっており、二〇代女性で、ＢＭＩが一八・五以下のやせは、二〇から二三％であり、四人に一人がやせです。その人たちの栄養状態がいいかというと、必ずしも良くありません。そのなかには卵巣機能が低下して、月経不順、あるいは無月経の人たちが結構います。その人たちは栄養状態がいいと必ずしもいえないのです。

社会全体のやせている人の頻度と一人当たりのＧＤＰとの関連について、国際比較を致しますと、ＧＤＰが上昇するとやせの頻度が少なくなり、貧しくなると急激に上昇するきれいな曲線を描きます。ところが、ここに変な国がひとつあります。日本です。ある程度ＧＤＰがありながら、マレーシア、ラオス、マダガスカル、キューバ、タンザニアと同じような頻度です。世界からみて特殊な国といえます。当然、妊娠した時点でやせた状態の方が多くなります。

(二)　エネルギー摂取不足の妊婦

次に妊婦さんの栄養を考えてみますと、エネルギーという基本的な栄養の摂取不足にある妊婦さんが多いのです。必要なエネルギーが不足するとケトン体が出てきます。それは脂肪が燃えて、必要な不足したエネルギーを補給していることを示しています。二〇〇五年の食事摂取基準では、妊娠中初期、中期、末期に妊娠が進むに従いエネルギーを多く摂る必要があることを示していま す。量としては二一〇〇、二三〇〇、二五五〇キロカロリー。これが普通体格の妊婦に必要なカロリーです。妊娠中は赤ちゃんが大きくなるから、お母さんのエネルギー摂取量も増えると単純に考えられます。ところが実際は妊娠したからといって増えていない。赤ちゃんが大きくなるに従って実際のエネルギー摂取量は増えると予想されるのに、増えていないのです。これはある病院での調査ですが、そこは栄養士の方が熱心に妊婦に栄養指導しています。日本でも栄養指導は最高レベルと思われる病院です。しかしこの病院ですらこの状態で、大きなエネルギー不足の人がいるわけですね。実際、妊娠の三二週で検討しましたが、ほとんどが必要量をとっていません。良く見ますと、一〇〇〇キロカロリー以下の人たちもいます。オランダの飢餓事件を思い起こしますと、中には餓死者が出た時と同じカロリー量しか摂取していない人もいます。必要なエネルギーが不足すると、身体の脂肪を燃やして必要なエネルギーを確保しようとします。そこでケトン体ができるわけですね。ケトン体は飢餓状態を表していると考えます。三二週では三〇%の人たちからケトン体が出ています。今の日本で最高の栄養管理をしている病院ですら、飢餓状態の妊婦が出ているのです。

㈢　葉酸の栄養状況

三つめとして葉酸をみます。葉酸は最近注目されています。最近四月三日が「葉酸の日」と決まり、今大々的な葉酸の重要性についてキャンペーンがされています。

日本の妊婦さんは葉酸不足が多いのです。葉酸不足がありますとホモシステインという体に望ましくない物質が高くなります。葉酸は、久保田先生からもお話がありますが、遺伝子機能の調節に強く関与している栄養素です。胎児の臓器形成、あるいは発育に大きく関与しています。不足しますと、妊娠初期に神経管閉塞障害という奇形が起こる、妊娠合併症として妊娠高血圧症候群のリスクが高くなるといわれています。日本の二分脊椎症の頻度を見ますと、着実に増加しています。先進国では、葉酸が二分脊椎症を防止する力を持っていることが明らかになっていますので、妊婦や若年女性に積極的な葉酸の摂取を推進しており、この奇形が減っています。ところが先進工業国のなかで、日本は逆に増えているのです。その意味するところは、二分脊椎症が生じたお母さんだけが葉酸が不足しているのではありません。それに限りなく近い方も増えていることを理解しておかないといけません。妊娠三二週で葉酸の血中濃度をみたところ、多くの妊婦さんで血中濃度が少ないことがわかりました。ゼロに近い人たちも中にはいます。

葉酸は遺伝子の発現の制御系に関係しています。葉酸、ビタミンB12、B6が複雑に絡み合って、メチル基のDNAへの転移を制御している重要な栄養素なのです。葉酸が不足しますと、代謝がスムーズに回りません。ホモシステインが増加します。ホモシステインが増えますと、同時にその前駆体であるS－アデノシルホモシステインが増えています。その物質はメチル基の転移酵素を阻害して、遺伝子へのメチル基の結合の程度を大きく左右します。ですから葉酸が不足した場合にはホモシステインは増加することになります。葉酸が不足するとホモシステインが上がる。ホモシステインが細胞の中で上昇すると、遺伝子のメチル化度が変化する。この変化が遺伝子に起こると、出生後もその状態が持続すると考えられます。

(四) 小さく生んで大きく育てる？

「小さく生んで大きく育てるのは良いことだ。」と一般にいわれていると聞きますが、はたしていいことでしょうか。結論としては、あまり望ましいことではありません。エリクソン(Eriksson)が、生まれた時のやせているかどうかを示す指標と一二歳でのBMIつまり肥満度、それと七〇年後くらいまでの虚血性心疾患の発症リスクをみています。やせて生まれている子どもは、一二歳の時点で肥満体になった場合、将来の虚血性心疾患リスクがぐっと上がります。一方、ある程度の体重で生まれた子どもは、一二歳で肥満体になったとしてもリスクは少ないのです。これから、小さく生まれて大きく育つということはやはり将来の健康を考えるとリスクが高いと考えられます。

厚労省は妊産婦のための食生活指針を二〇〇六年二月に出しました。産婦人科医会でも二〇〇六年の四月に同様の指針を出しました。小さい赤ちゃんを生まないこと。そのためにどうしたらいいか。それが緊急の課題として取り上げられています。このガイドラインは厚労省のホームページにありますので、ぜひ見ていただきたいと思います。

妊娠中の体重増加量として、やせている方、普通の体格の方、それからやや太っている方に分けて、妊娠中の体重増加量をみています。低体重のグループでは九から一二キログラム、普通の体格のお母さんでは七から十二キログラムです。私としては、低体重、やせているお母さんはぜひ、一二キログラムは体重を増やしてほしいと思っています。

六、おわりに

以上、私たちの次世代の健康を確保するために必要なことは、決して妊婦個人の栄養だけの問題ではありません。妊婦を社会全体でサポートしていかなくてはいけない。それは私たちの世代、社会全体が真剣に考えなくてはいけない大きなテーマであり、私たちが次世代に対して果たすべき最大の責務だと考えます。先ほど坂爪先生が説明になりました現状から、妊娠前および妊娠中の次世代の健康を確保するためには、ひとりの女性の考え方ではなく、社会全体がこの視点で対応していかなくてはいけない。そういう視点がなければ、外国から危惧されている、日本がどんどん坂を転げ落ちてしまうような状態を阻止することはむずかしいと思います。ご清聴ありがとうございました。

胎児の栄養環境とエピジェネティクス

山梨大学大学院　医学工学総合研究部　環境遺伝医学講座　教授　久保田　健夫

一、はじめに

多くの病気には遺伝と環境が関係するといわれています。しかしこの両者の関係はよくわかっていませんでした。最近、この両者の橋渡し役を演じているものとしてエピジェネティクスが注目されるようになってきました。エピジェネティクスとは、遺伝子DNA上の飾り付け（修飾）のことで、遺伝子がいつどのように働けばよいかを決める身体の中のメカニズムです。母親の胎内で胎児が形成されていく過程でも、このエピジェネティクスのメカニズムが関わって遺伝子が決められた順序で働いているのです。このエピジェネティクスは、種々の環境要因で変容することが最近判明し、胎児期に栄養が不良であるとエピジェネティクスにも影響して胎児形成遺伝子の働きが悪くなる可能性が指摘されています。

本稿ではまず「遺伝子DNAの基本事項」について述べた上で、DNA修飾で遺伝子の働きを変化させる「エピジェネティクスとは何か」、実際に「エピジェネティクスの異常でどんな病気になるのか」、「環境で変化するエピジェネティクス」とはどういうことか、といった点について述べ、最後に本稿のタイトルにもなっている「胎児の栄養環境とエピジェネティクス」に話を進

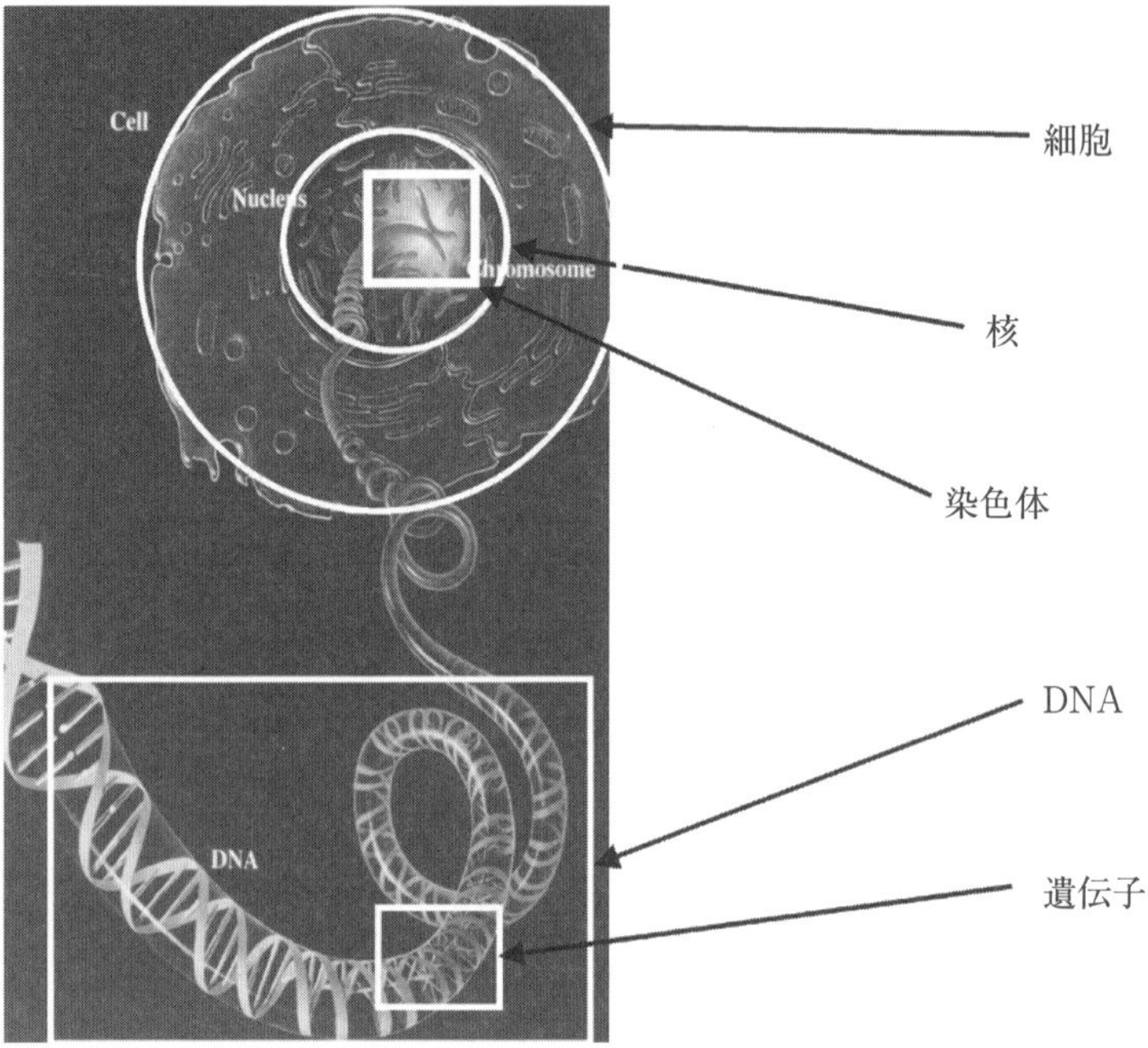

図１　遺伝子・ＤＮＡ

めていきたいと思います。

二、遺伝子ＤＮＡの基本事項

遺伝子とは、親から子に伝わる遺伝情報の乗り物です。二〇世紀最大の発見は遺伝子の本態がＤＮＡであることを発見したことといわれています。遺伝子が身体のどこにあるのか。その答えは体中の細胞の中です。少し詳しくいうと、細胞の中に「核」とよばれる部屋があり、その中に「染色体」があり、その主要構成成分であるのが「ＤＮＡ」で、ＤＮＡのうち蛋白質をつくるという働きを担っている部分が「遺伝子」というわけです（図１）。本稿では、この遺伝子の調節についてお話を進めて参ります。

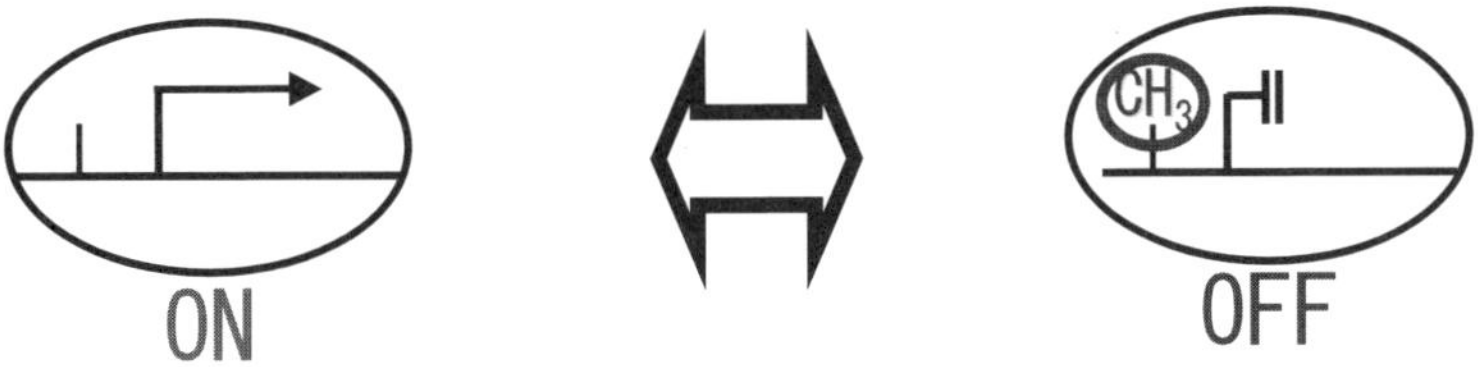

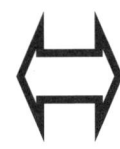

Genetics : 遺伝学（遺伝子学）
Epi-genetics：周辺-遺伝子学
DNAの周辺にある遺伝子調節因子を探求する学問分野

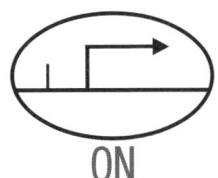

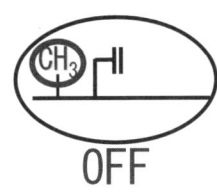

図２　エピジェネティクスによる遺伝子の調節

三、エピジェネティクスとは何か

最近の研究で、染色体の上に乗っているヒトの遺伝子の種類はおよそ二万五千であることが判明しました。染色体は精子にのって父親から、卵子にのって母親からもらうものですから、合わせておよそ五万個の遺伝子が各細胞に存在することになります。これら五万個の遺伝子はいつも細胞の中で働いているのでしょうか。答えは「ノー」です。遺伝子は細胞の種類によって働き具合がちがうのです。たとえば神経の細胞の中では、五万のうち神経に必要な遺伝子だけが働き、不要な遺伝子は休んでいます。皮膚の細胞では、皮膚の機能に必要な遺伝子のみが働いている訳です。それではいったいどのように働く遺伝子や休む遺伝子が決められているのでしょうか。その答えが「エピジェネティクス」なのです。

それぞれの遺伝子には、プロモーターと呼ばれるスイッチがついています。このスイッチの部分のＤＮＡが修飾されると（具体的にはメチルアルコールで知られているメチル基CH_2がＤＮＡの塩基に結合すると）、遺伝子のスイッチがＯＮからＯＦＦに切り替わることが知られています（図２）。エピジェネティクスとは横文字でEpigeneticsと書き、「遺伝学」を意味する「Genetics」に、「周辺」を意味する接頭辞「Epi」が結合した造語です。すなわちエピジェネティクスとは「DNA周辺の遺伝子調節因子を探求する学問分野」ということができます。エピジェネティクスの作用により、働く遺伝子が決まり、それに応じて細胞の種類が決まり（幼弱な細胞、いわゆる幹細胞が神経細胞になるのか皮膚細胞になるのかが決まり）、臓器がつくられていくのです。したがって、身体が作られる初期か、出来上がってからかといった発達の段階でも遺伝子の働きは異なり、これにもエピジェネティックな調節が関係しているのです。またさらに歳をとって身体が老化していくときにもエピジェネティックな変化が生ずるのです。

今まで遺伝子の異常というと遺伝子DNAの配列の変化、難しい言葉でいうと、四種類ある塩基（アデニン（A）、シトシン（C）、グアニン（G）、チミン（T））の並び順が変わってしまうこと、と定義され、これが遺伝子の働きの異常の原因とされてきました。しかしこのエピジェネティクスは、DNAそのもの（並び順）は変化させず、その上の修飾具合を変えることで遺伝子の働きを変化させるメカニズムです。イギリスの権威ある科学雑誌*Nature*では、このような塩基の並び順とエピジェネティクスを音楽の楽譜になぞらえて、「DNAの四つの塩基をドレミファソラシドの音階とすると、エピジェネティクスとは楽譜の上の強弱（フォルテシモとかピアノとか）やスピードを規定する符号である」、「DNAの音階とエピジェネティクス符号の両者が調和して、ヒトの身体は美しい健康な音楽を奏でることができる」、さらには「エピジェネティクス符号がきちんとしていないと、ゲノムのDNA配列が正常でも病気になり、しかもエピジェネティクス符号はDNAの音階よりも環境の影響でダメージを受けやすい」と一般読者にエピジェ

Nature誌 2006

Epigenetics（エピジェネティクス）とは…

DNA配列（ACGT）を楽譜の音階（ドレミファソラシド）に喩えると、
エピジェネティクスは強弱やスピードを指示する符号にあたる。

DNA音階とエピジェネティクス符号の両者がうまく働きあって、
ヒトの身体は、はじめて「美しい健康の音楽」を奏でることができる。

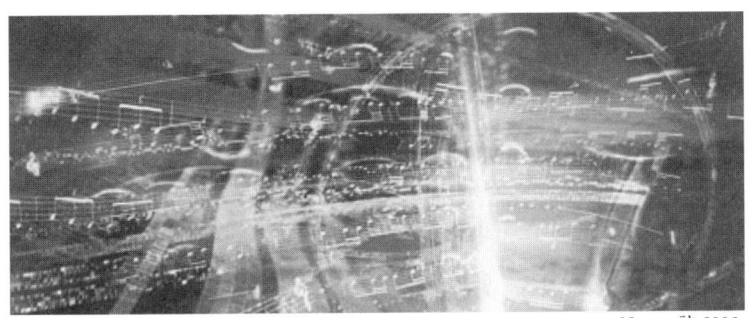

図３

ネティクスを紹介していました[1]（図３）。

四、エピジェネティクスの異常でどんな病気になるのか

遺伝子ＤＮＡ上のメチル基による修飾がエピジェネティックな遺伝子の調節のしくみとなっていることは上で説明しました。ここではその調節のやや細かいところを説明してみたいと思います。

エピジェネティクスによる遺伝子の調節は次の四つのステップで説明できると思います。

(1)　ＤＮＡが酵素によりメチル化される
(2)　メチル化されたＤＮＡを見つけ出す蛋白質が結合する
(3)　そこにさまざまな蛋白質が結合し蛋白質のかたまりを形成する
(4)　その総合的作用で遺伝子領域が凝集してＯＦＦとなる

の四つです。

この最初のステップに働くのがＤＮＡをメチル化する酵素です。この酵素の働きに先天的な異常をもっている病気の子どもたちがいます。ＩＣＦ症候群の子どもたちです。世界でも数十人しか診断されていないまれな病気です[2]（図4、上）。この病気の主な症状は、病原菌から身体を守る免疫グロブリンの産生に異常があり、この子どもたちは免疫グロブリンを定期的に注射で補充しなければなりません。メチル化酵素の異常のためメチル化が低くなる染色体ＤＮＡ領域があり、このため染色体が壊れやすくなり、逆にこの脆弱性がこの病気の診断の決め手となっています。

二番目のステップに異常がある病気がレット症候群とよばれる自閉症の病気です[3]。このステップに必要な蛋白質に異常があるため、結果として遺伝子をＯＦＦにすることができず、本来脳の中で休んでいないと困る遺伝子が活性化していると予測されます。この仮説のもと、異常活性化遺伝子を明らかにすることがわれわれの研究課題になっています。

三番目のステップはＤＮＡに取り巻かれる染色体ヒストン蛋白質の修飾です。この修飾に関わる酵素が知られ、その異常がいくつかの先天性疾患の原因となっていることもわかってきました。その一つがＡＴＲ－Ｘ症候群というきわめて重度な精神発達障害の病気です[4]（図4、2段目）。

このようなエピジェネティックな調節で本来決められている遺伝子の発現パターンに異常がある病気があります。ゲノム刷込み疾患と呼ばれるものです。遺伝子は、父からもらう染色体上のものと母からもらう染色体上のもので一対となっています。通常一対の遺伝子間では、各々働きは同等です。しかし二〇年ぐらい前から、同等ではない遺伝子、すなわち父親からもらった染色体の上ではＯＮになっているのに母親からもらった染色体上ではＯＦＦになっている遺伝子と、

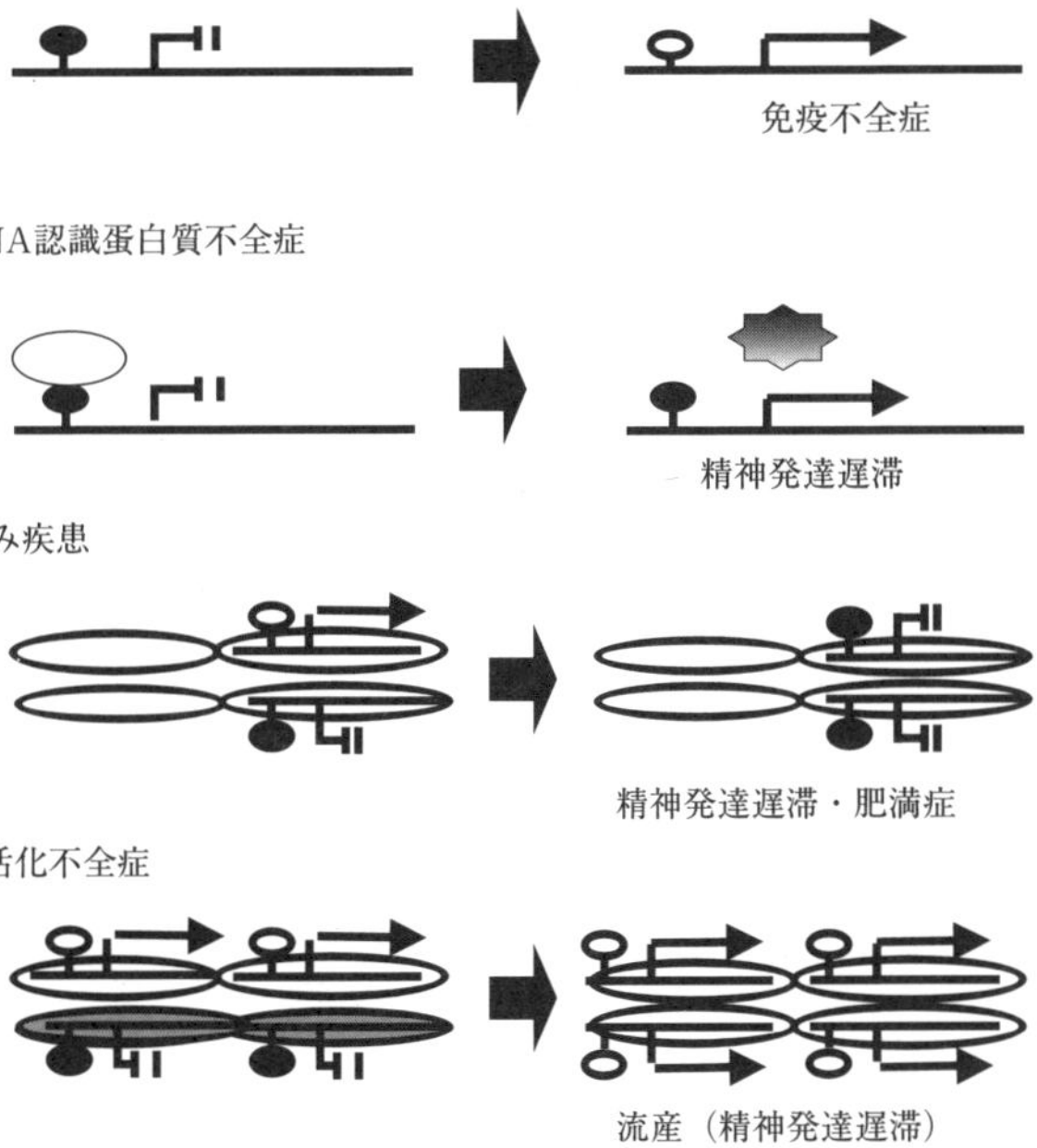

図４　エピジェネティクスの異常による病気

その逆に父親からもらった染色体の上ではＯＮになっているのに母親からもらった染色体上ではＯＦＦになっている遺伝子、というのが存在することがわかってきました。このような「片親発現遺伝子」を「ゲノム刷込み遺伝子」と呼んでいます（図４、３段目）。これらの遺伝子は正常な状態で片方しか働いていない訳ですが、ゲノム刷込み疾患の患者さんでは、本来働いている側の遺伝子まで休んでしまっている、すなわち父母両方の遺伝子が休んでしまっているのです[5][6]。このような病気の例として、食欲亢進と肥満を認めるプラダーウィリ症候群やてんかんの発作を認めるアンジェルマン症候群があり、どちらも精神発達の遅れを認めます。

もう一つ、染色体丸ごと遺伝子が異常なONになってしまっている病気があります。X染色体不活化不全症とよばれている病気です。性染色体は男はXY、女はXXですから、X染色体の数は男は一本で女は二本です。この男女差を埋めているのが、女性の片方のX染色体の不活化なのです。よって女性は二本X染色体をもっていても、男性同様一本しか働いていないのです。もしも両方のX染色体が同時に働いてしまったらどうなるでしょうか。実はそのような女性は見つかっていないのです。おそらく生まれて来ることができない（流産している）と考えられています（図4、3段目）。ただし片方が非常に小さい断片となったX染色体となっている患者さんの場合、正常なX染色体とこの小さなX染色体の両者が活性化されても生きて生まれてきた例はあります。ただしとても重度な発達障害がみられるのです[7]（図4、下）。すなわち遺伝子が働きすぎた場合でも病気になるのです。

五、環境で変化するエピジェネティクス

昔から、病気には遺伝と環境の両者が関係していると考えられてきました。しかし両者の関係、すなわち環境で遺伝子がどのような影響を受けるのか、という点はよくわかっていなかったのです。最近、環境ストレスがDNA上のメチル化修飾を変えてしまい、その結果、エピジェネティックなメカニズムを介して遺伝子の働きを変えてしまうことが知られるようになってきました。

具体的には、生後まもないラットを三週間母親から引き離すと、脳の中の遺伝子がメチル化され、その働きが鈍ってしまうのです[8]。この遺伝子は精神的なストレスに打ち勝つ働きホルモンに関係する蛋白質（グルココルチコイド受容体）を産生しており、エピジェネティクス変化でその機能が低下すると、精神ストレスに弱くなり、のちに行動異常を呈するようになったという報告です。

エピジェネティックな遺伝子の調節は、上で述べた通り、細胞の分化（未熟な細胞が神経細胞になったりすること）に重要で、一度分化が終了し細胞の種類が固定されれば、原則としてその細胞はその個体の一生涯神経細胞でありつづけるわけで、この性質を維持する根本が神経細胞の機能を維持する遺伝子調節装置であるエピジェネティクスであるわけです。よってエピジェネティックな遺伝子調節パターンは生涯変わることはない、というのが常識でした。そして唯一の例外は癌でした。突然変異で、もとの細胞と大きく異なる性質を有するガン細胞ではエピジェネティックなパターンが変容していることが知られていました。しかし、これとて、おそらく数十年という年余をかけての変化と考えられていたのです。したがって、これまでの常識では短期間にエピジェネティクス変化が生ずることはないと考えられていたので、この三週間などという短期間で変化するとの報告はセンセーショナルなものとなったのです。

癌以外に、ヒトでも後天的に短期間にエピジェネティクス変化が生ずることはあるのでしょうか。この可能性を示唆するものとして、一卵性双生児の研究があります[9]。ご存知の通り一卵性の双子はもともと一つの受精卵で、これが二つに分かれて二人になっていくわけです。したがって

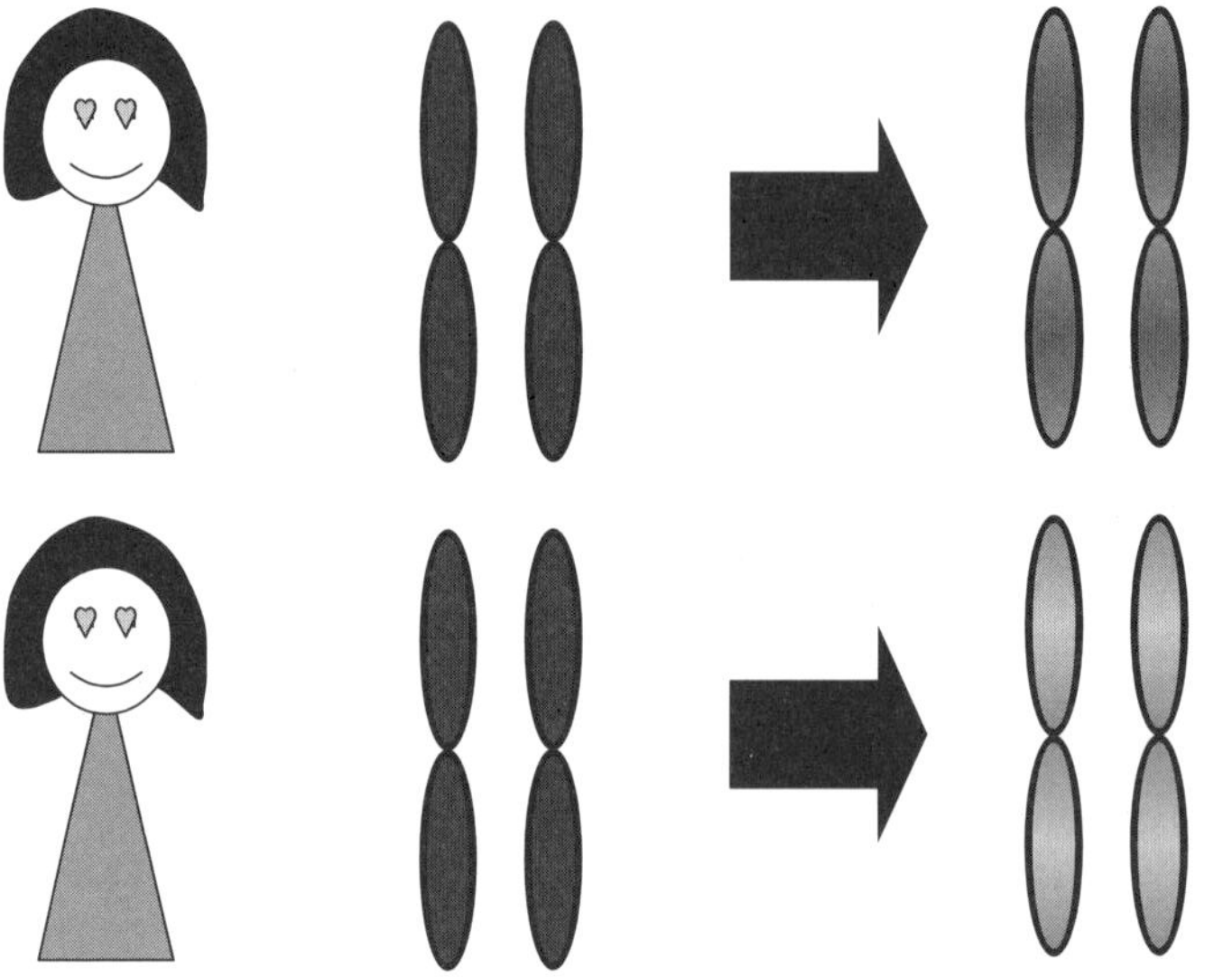
一卵性双生児
NDA 配列は同一でも、メチル化には違いが生ずる
PNAS2005

図 5　後天的なエピジェネティクス変化

同じＤＮＡを共有していることになるわけです。一方、ＤＮＡ上の飾り付けであるエピジェネティクスはどうかと申しますと、これが「年齢とともにちがってくる、差異が生じてくる」、という報告がなされたのです[9]。すなわちヒトにおける加齢によるエピジェネティクス変化、環境ストレスによる後天性変化が示唆されたのです。

さらに最近、常用されている薬が脳内のエピジェネティクスを変えて作用していることがわかってきました。具体的には、小児のてんかん発作の薬と成人のうつ病の薬です。

バルプロ酸ナトリウムというのは全身強直性けいれんという、最も一般的なけいれん発作に対し、現在最初に処方されている薬です。この薬は興奮性の神経細胞と抑制性の神経細胞のバランスを是正する作用があることは知られていたのですが、遺伝子レベルでは作用は不明でした。この薬はエピジェネティクスメカニズムのうち、染色体ヒストン蛋白質の修飾に働きかけます。具体的には、ヒストン蛋白質のアセチルか変化を押さえ込む酵素を抑制し、結果としてアセチル化を促し、種々の遺伝子を活性化させていることがわかりました。

また脳の中には「脳を守る物質」として脳由来神経栄養因子（ＢＤＮＦ）とよばれるものがあり、うつ病になるとこれが少なくなることが知られています。近年、この物質をつくる遺伝子の研究が行われ、精神ストレスでこの遺伝子のエピジェネティクスが変化し、働きが抑制されることが明らかにされました。さらに、うつ病によく用いられているイミプラミンという薬に、このエピジェネティクス変化を改善させる作用があることもわかったのです[10]。すなわちイミプラミンは遺伝子のエピジェネティクス状態を元に戻してＢＤＮＦの産生を回復させ、うつ病を治していたのです。しかし、この薬は飲むのをやめるとうつ状態が元に戻ってしまうことも知られていました。この理由がこの研究により、エピジェネティックな異常のうち、染色体ヒストン蛋白質の修飾異常は改善させるが、ＤＮＡの異常メチル化までは改善させていなかったから、ということもわかりました。

六、胎児の栄養環境とエピジェネティクス

あまり知られていなかったことですが、わが国の赤ちゃんの出生体重は一九八〇年頃をピーク

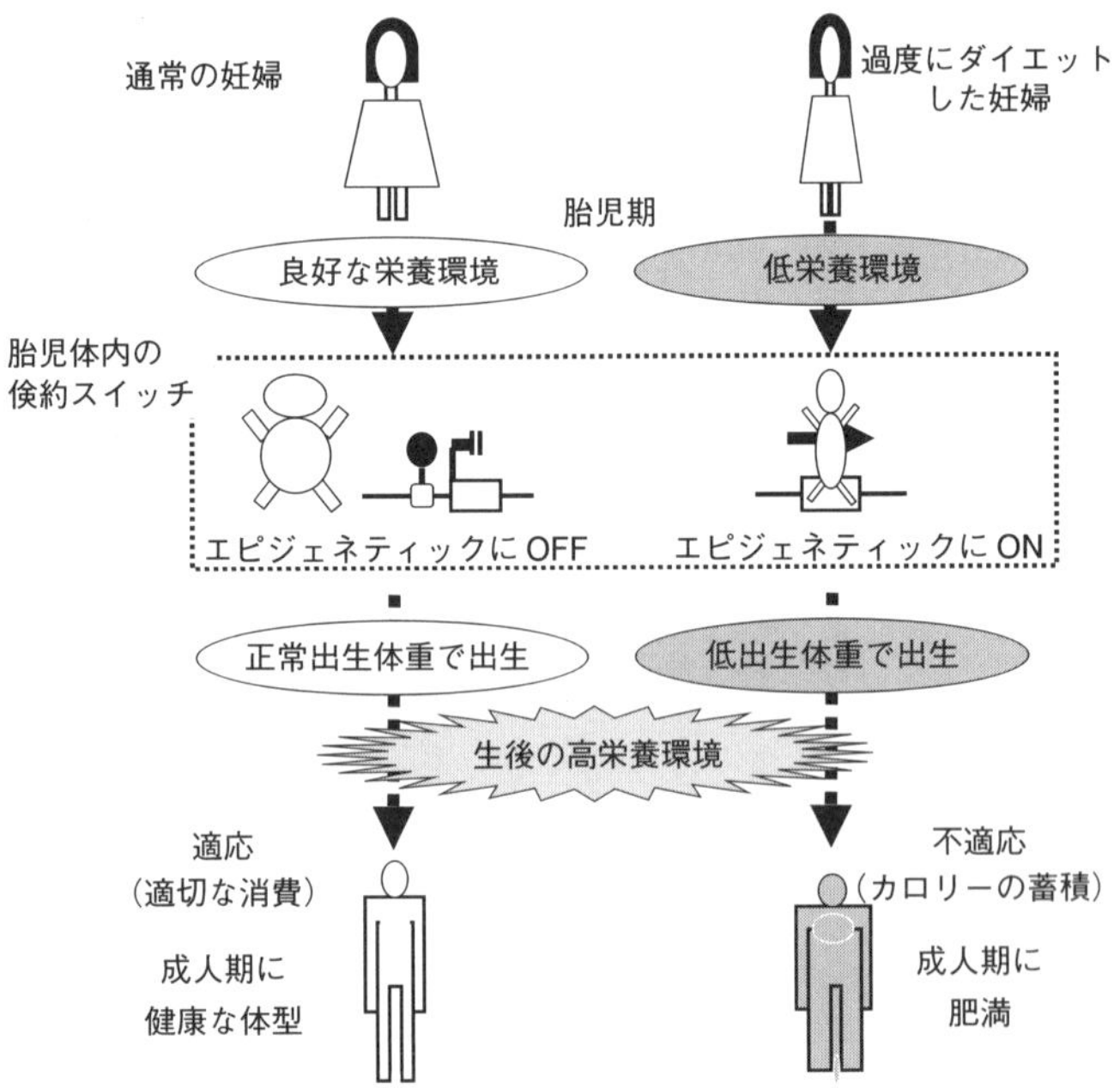

図6　成人病胎児期発症説とエピジェネティクス

に、以後現在に至るまで減少の一途をたどっています。その理由として、妊婦のダイエット指向により胎児が低栄養状態に曝されて太ることができないことが考えられています。残念なことに、このわが国の事実は、外国人を中心とする研究グループによって指摘されてしまいました[11]。

ダイエット指向は、わが国の現代女性の「一度妊娠を機に太ると元のスリムな体型に戻れない」との発想からくる「太りたくない願望」からきているほか、妊娠糖尿病の発症予防を徹底させる「わが国の現代産婦人科医のゆきすぎた栄養指導」が要因ともいわれています。いずれにせよ低栄養に曝された胎児は、この逆境を乗り切るために「エネルギー溜め込み体質」に変わり、

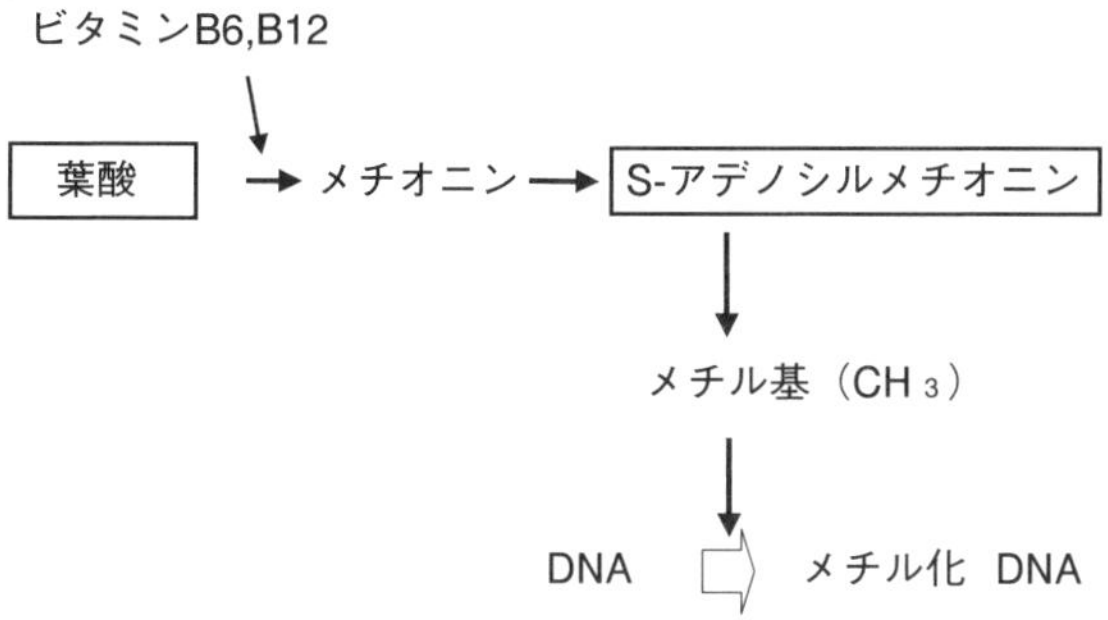

図７　DNAのメチル化と栄養素

生後もその体質を持ち続けます。生まれ落ちた環境がそのまま低栄養環境ならバランスがとれるのですが、現在日本は飽食であり、「エネルギー溜め込み体質」が災いして成人期には肥満になる、というわけです[12]（図６）。この考え方は、胎児期に、飢饉で食糧が手に入らなかった世代が、他の世代に比べ、成人になったとき肥満や生活習慣病が多い、というオランダや中国の例に支持されています[13]。

わが国の低栄養妊婦で不足しているものとして葉酸があげられています[17]。これによりわが国では、先進国では異例の、二分脊椎症（背骨が閉じずに開いたまま生まれてくる病気）が増加しています。イギリスを筆頭に、昔から、欧米では葉酸補強措置がとられており、わが国は逆行しているわけです。

ヒトは葉酸を基質にして、ビタミンＢ（Ｂ６やＢ12）の力を借りて、ＤＮＡのメチル化を行っています（図７）。動物実験では胎児期の低栄養によって胎児のＤＮＡのメチル化が低下することが実証され、しかも妊娠中に母体に対し葉酸を補充しておけばメチル化低下が予防できるという結果も出ています[15][16]。また葉酸不足とは別に、妊娠中の低栄養が直接、胎児中のＤＮＡをメチル化さ

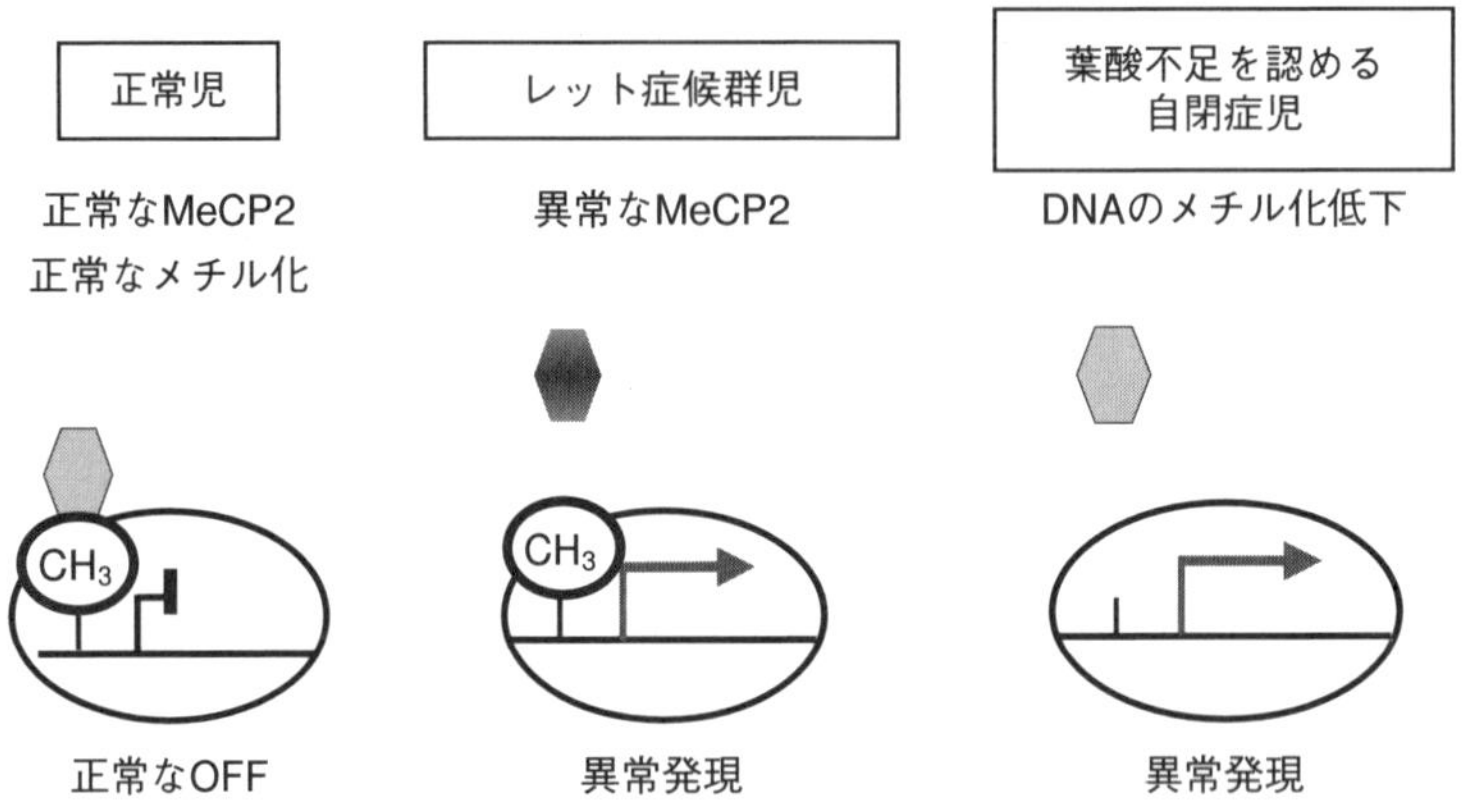

図8　自閉症発症のエピジェネティクス仮説

せる酵素に影響を与え、この働きを抑制して、その結果、胎児のメチル化が低下することも動物実験で明らかにされています[17]。

一方、自閉症をおこす先天的なエピジェネティクス病にレット症候群という病気があることを上で紹介しました。この病気はMeCP2とよんでいるメチル化ＤＮＡ結合蛋白質の異常が原因で、その結果、脳の中の遺伝子が異常に発現するといったことが想定されている病気ですが、同様な病態は遺伝子の低メチル化でも生じうることが考えられます（図8）。すなわちMeCP2蛋白質は正常でもこの蛋白質が結合する部分の遺伝子メチル化が不十分だと、正常な遺伝子抑制がなされないのです。実際、MeCP2蛋白質は正常なのにレット症候群に似た精神神経症状を示す子どもたちは脳髄液中の葉酸が低下しており、これらの子どもたちに葉酸を与えると症状が改善したとの報告もあるのです[18]。

新生児の低出生体重傾向と時を同じくして、わが国では自閉症やおちつきがないなど普通学級でついていくのが難しい比較的軽度の発達障害児が急増しています。詳細な調査結果（現在厚労省で調査中）や今後の研究を待たなければなりませんが、もしかしたら「妊婦のダイエット」→「胎児低栄養環境」→「胎児脳のエピジェネティクス変化」→「胎児脳内の遺伝子の変調とその固定化」→「生後に精神発達障害を発症」、といった流れが考えられるかもしれません。

七、おわりに

遺伝子は身体の設計図といわれてきました。この言い方の背景には、遺伝子にしくまれたプログラムにしたがって身体が作られ、遺伝子自体は絶対的で不動のものとの考え方があったように思います。しかし、遺伝子は絶対不動のものではなく、環境の影響を受けて変化するものであることが、少しずつ明らかになってきました。このような考え方といくつかの証拠を述べてきました。

わが国の赤ちゃんの出生体重の減少と今後の問題について、数日前のＮＨＫニュースでも取り上げられていました。その要因や科学的なメカニズムについてはまだまだ不明の点が多いというのが正直なところだと思います。そのような中、栄養状態の影響を受けることがわかっているエピジェネティクスは、今後予測される問題について科学的に説明できる一つの候補ということができるかと思います。しかしながら、その多くは動物実験によるもので、本当にヒトで、あるいはヒト胎児の脳の中でエピジェネティクス変化が生じているかは、まだ確認がなされていないのも事実です。

通常、遺伝子異常とよばれているＤＮＡ変化は不可逆的な変化で、元に戻すことは遺伝子を交換するより他にありません。これがいわゆる遺伝子治療です。一方、エピジェネティクスの特徴であり利点はその可逆性です。本態がＤＮＡ上のメチル基（CH_3）の着脱、くっつけばＯＦＦ、離れればＯＮ、だからです。実験的には、メチル基を供与すればＯＦＦに、脱メチル化剤を投与すれば再びＯＮに戻すことができ、したがってこの可逆性を利用すれば、原理的には遺伝子治療が可能になるわけです。

上述の自閉症を呈するレット症候群の研究で、近年、この病気の原因であるMECP2遺伝子を操作して患者とほぼ同じ症状を呈するマウスが作製されました。最近、このマウスにおいて、最新の技術で、生後に遺伝子の働きをＯＮに戻したところ、それまで認めていた神経症状を正常化させることができたのです[19]。この研究成果は、生後にこの病気の治療をしても改善させることができる可能性を示したもので、患者さんたちを大いに勇気づけました。

エピジェネティックな異常で発症する病気はもしかしたらたくさんあるのかもしれません。しかし、その可逆性を利用して治療することができる病気ということができるかもしれません。最後に、シャロン・モレアムの言葉を引用して、本稿を終わりにさせていただきたいと思います。「エピジェネティクスはひょっとすると人間の健康管理の概念をまったく新しいものに書き換えてしまうかもしれないのだ。ＤＮＡは運命だが、修正可能な運命だ[20]」。

引用・参照文献

（1） Qiu, J., Epigenetics : unfinished symphony. *Nature* 11 : 441 : 143–145, 2006.

（2）久保田健夫：特集 エピジェネティクス－最近の動向と疾患－神経疾患におけるエピジェネティックな異常『最新医学』六三：八二六－八三二頁、二〇〇八年
（3）久保田健夫・伊藤雅之：基礎研究の新たな方向性を解く二八疾患解明のための Overview：Rett 症候群－エピジェネティクスの理解を進展させた精神発達障害疾患－『実験医学』二五：四二三－四二八頁、二〇〇七年
（4）和田敬仁：ＡＴＲ－Ｘ症候群－クロマチン再構成により破綻する疾患『医学のあゆみ』二一五：一一九－一二三頁、二〇〇五年
（5）Kubota, T., Das, S., Christian, S. L. et al. : Methylation-specific PCR symplifies imprinting analysis. *Nat Genet* 16 : 16–17, 1997.
（6）久保田健夫：エピジェネティクス疾患研究の現状『医学のあゆみ』二一五：一〇七－一一二頁、二〇〇五年
（7）Kubota, T., Wakui, K., Nakamura, T. et al. : Proportion of the cells with functional X disomy is associated with the severity of mental retardation in mosaic ring X Turner syndrome females. *Cytogenet Genome Res* 99 : 276–284, 2002.
（8）Weaver, IC., Cervoni, N., Champagne, F. A. et al. : Epigenetic programming by maternal behavior. *Nat Neurosci* ; 7 : 847–854, 2004.
（9）Fraga, M. F., Ballestar, E., Paz, M. F. et al. : Epigenetic differences arise during the lifetime of monozygotic twins. *Proc Natl Acad Sci USA* 2005; 102 : 10604–10609.
（10）Tsankova, N. M., Berton, O., Renthal, W. et al. : Sustained hippocampal chromatin regulation in a mouse model of depression and antidepressant action. *Nat Neurosci* 9 : 519–525, 2006.
（11）Gluckman, P. D., Seng, C. Y., Fukuoka, H. et al. : Low birthweight and subsequent obesity in Japan. *Lancet* 31 ; 369 : 1081–1082.

（12）福岡秀興「胎生期低栄養と成人病素因の形成機序」第一回早稲田大学胎生期エピジェネティクス制御研究所シンポジウム（東京）、二〇〇七年八月二五日

（13）板橋家頭夫：1. DOHaD の概念『DOHaD（ドーハッド）その基礎と臨床』（板橋家頭夫、松田義雄編）、金原出版、一－七頁、二〇〇八年

（14）「新生児栄養のトピックス」、第八回新生児栄養フォーラム（東京）、二〇〇八年六月七日

（15）Hanson, Mark「Developmental origins of health and diseases-role of epigenetic mechanism」第一回早稲田大学胎生期エピジェネティクス制御研究所シンポジウム（東京）、二〇〇七年八月二五日

（16）Lillycrop, K. A., Phillips, E. S., Jackson, A.A. et al. : Dietary protein restriction of pregnant rats induces and folic acid supplementation prevents epigenetic modification of hepatic gene expression in the offspring. *J Nutr* 135 : 1382–1386, 2005

（17）Lillycrop, K. A., Slater-Jefferies, J. L., Hanson, M. A. et al. : Induction of altered epigenetic regulation of the hepatic glucocorticoid receptor in the offspring of rats fed a protein-restricted diet during pregnancy suggests that reduced DNA methyltransferase-1 expression is involved in impaired DNA methylation and changes in histone modifications. *Br J Nutr* 97 : 1064–1073, 2007

（18）Moretti, P., Sahoo, T., Hyland, K. et al. : Cerebral folate deficiency with developmental delay, autism, and response to folinic acid. *Neurology* 64 : 1088–1090, 2005

（19）Guy, J., Gan, J., Selfridge, J. et al. : Reversal of neurological defects in a mouse model of Rett syndrome. *Science* 315 : 1143–1147, 2007

（20）シャロン・モレアム（矢野真千子訳）『迷惑な進化－病気の遺伝子はどこからきたのか－』ＮＨＫ出版、一八七－二一七頁、二〇〇七年

子どもの発達障害の最近の傾向―精神医学の立場から―

東京都立梅ヶ丘病院　院長　市川　宏伸

一、発達障害の変化

坂爪先生、ご紹介ありがとうございます。私は人間の話をしますので、基礎的な知識はなくても大丈夫だと思います。

㈠　従来の発達障害とは？

発達障害という言葉は、簡単に使われておりますが、皆違うイメージで使っていると思います。教育関係の方が、知的遅れのない発達障害という場合は、注意欠陥・多動性障害（ＡＤＨＤ）、自閉症、学習障害（ＬＤ）と関連させております。小児神経科の年配の先生ですと、「発達障害というのは脳性マヒとてんかんのことをいうんだ」と怒られてしまいます。発達障害のイメージが変わってきていると感じております。厳密な定義がなさそうですので、私なりに書いてみると、「十八歳までに何らかの問題があって一生続いて、治療やケアを受ける必要があるもの」が従来の発達障害の概念だったと思います。肢体不自由だとか視聴覚障害、知的障害などがその代表例になると思います。

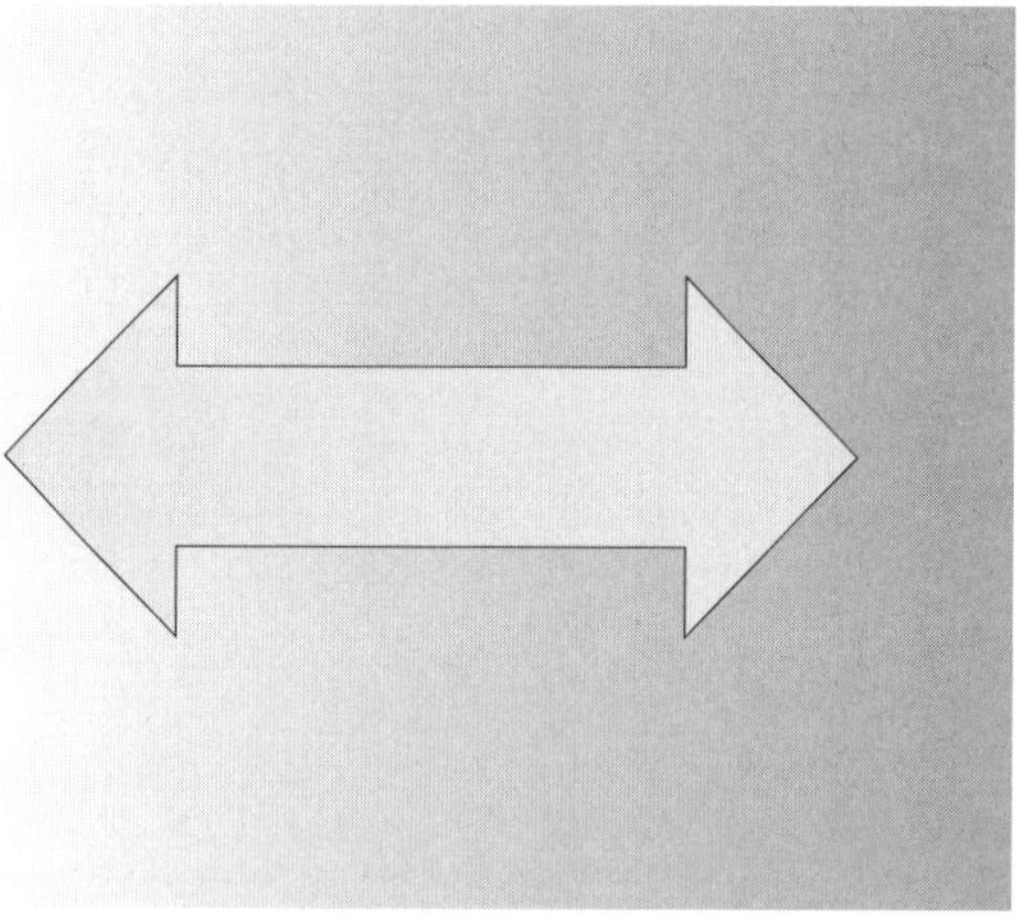

図１　今日的な発達障害の理解の枠組

㈡　最近の発達障害とは？

ただ、この概念ですと障害とそうでないものが厳然と存在し、固定された概念になってしまいます。

教育を例に取れば、二〇〇六年度までは、通常教育と特殊教育に明確に分かれていたといえますが、最近ではどうも、考え方を変えないと発達障害を理解できないといわれます。一時、軽度発達障害（知的障害がない）という言葉が使われていたのですが、「障害が軽い」という誤解を招きやすいので、最近は使われません。この場合の障害はフレキシビリティがあるもので、その代表例として「学習障害」、「注意欠陥・多動性障害」、「高機能自閉症など」があげられます。高機能自閉症〝など〟のなかにアスペルガー症候群が入っています。これについては、図１のように、階段状ではなくて連続性のあるスロープになっていると考えた方がよさそうです。逆にいうと、どこが境目かはっきりしないようなところがあり、状況や経過でその境目が変わるからです。

私は今も月に三〇〇人か四〇〇人、外来で患者さんと接しています。保護者の受診が圧倒的に多いのですが、「担任の先生が変わったら落ち着いてきた」とか、逆に「落ち着かなくなった」という話はよく聞きます。また、自閉症関係の方だと「運動会が近づいてきたので調子が悪い」といった話もよくあります。途中で変動する可能性もある発達障害という現状で、二〇〇七年度に特別支援教育が始まり、少しでも階段をスロープに変えようという流れがあったと思います。

先ほど坂爪先生からお話がありましたように、知的障害の養護学校に通う生徒は全国的に増えてきております。肢体不自由の養護学校に通う生徒さんは減ってきている。ただ、盲学校に通う生徒さんは変わらないし、聾学校に通う方も少し増えてきているという現状があります。色々な胎生期や周産期の問題があったとしても、「なぜ知的障害の養護学校の生徒だけが増えているのか」は改めて考えなければならないと思います。

二、発達障害に関する診断について

精神科の世界では、血液検査や遺伝子検査などの客観的な評価は難しく、操作的に作られた診断基準が二つあります。今日は、ＷＨＯ（世界保健機関）のもの（ＩＣＤ）を中心にお話をさせていただきます。精神科についてはＦ０からＦ９まで一〇の大カテゴリーがあります（図２）。

これはほとんどが表に出てきた症状で分けている診断です。原因が違うのに表に出てきている症状が同一だという可能性は当然あるはずです。Ｆ０は認知症が代表例ですが、子どもでは脳炎・髄膜炎の後遺症がこのコードに入ります。Ｆ１はアルコールや覚せい剤等の乱用・依存など、

ICD-10における「精神および行動の障害」

F0：症状性を含む器質性精神障害
F1：精神作用物質使用による精神および行動の障害
F2：統合失調症、分裂病型障害と妄想性障害
F3：気分障害
F4：神経症障害、ストレス関連障害および身体表現性障害
F5：生理的および身体的要因に関連した行動症候群
F6：成人の人格および行動の障害
F7：精神遅滞
F8：心理的発達の障害
F9：小児期および青年期に通常発症する行動および情緒の障害

図２　疾病および関連保健問題の国際統計分類における「精神および行動の障害」の項目（ＷＨＯ）

思春期以降にみられる問題です。成人の代表的な精神疾患であり、思春期以降に発症する統合失調症がＦ２です。Ｆ３の気分障害はうつ病とか、躁うつ病です。Ｆ４は成人でも子どもでも生じますが、神経症、ストレス関連障害、不安性障害、強迫性障害、解離性障害、適応障害、心的外傷後ストレス障害（ＰＴＳＤ）などがあります。Ｆ５は摂食障害あるいは睡眠覚醒リズム障害（非器質的）です。Ｆ６はパーソナリティの障害です。何歳からパーソナリティが完成するかには諸説あるため、子どもではあまり使われません。Ｆ７は医療では精神遅滞とよびますが、教育や福祉では知的障害とよばれています。Ｆ８に自閉症や学習障害が含まれています。この場合の学習障害（learning disorder）は、神経心理学の学習障害（learning disability）より狭く、いわゆる言語性の学習障害（learning disability）に当たります。Ｆ９には、ＡＤＨＤ、行為障害、チック、緘黙、愛着性障害などが入ります。

この一〇のカテゴリー分け（ＩＣＤ）ですと、発達障害に関係するのは、最後の三つです。最近の知的障害のない発達障害は、就学前後、小学校低学年で気づくことが多いのです

が、もう少し後、つまり思春期以降になって問題になってくることもあります。こうしたことを頭に入れておいて下さい。

三、児童青年精神科と発達障害―東京都立梅ヶ丘病院の統計をもとに

㈠　発達障害の最近の傾向

私は子どもの精神科を担当しています。いわゆる発達障害は、昔から知られている知的障害がかつては代表例でしたが、最近では自閉症を中心とする広汎性発達障害が代表例になっています。注意欠陥・多動性障害（ＡＤＨＤ）も増えています。それ以外にも学習障害、極端に不器用な運動能力障害、あるいは言葉がうまく言い出せない、理解できない、イントネーションの問題がある、吃音がある、といったコミュニケーション障害などが発達障害に含まれます。医療現場では、最近、広汎性発達障害と注意欠陥・多動性障害が増えてきています。

二〇〇一年度に私どもの病院を受診した方の主訴（複数選択あり）では、一番多いのは「落ち着きがない」ということです。実は一九九七年くらいまで、一番多い受診理由は「学校に行けない」ということでした。これが一九九八年くらいから変わってきて、二〇〇一年には「落ち着きがない」「カッとしやすい」「友達関係がうまくつくれない」「攻撃的な行動をとる」「集中できない」「社会的な逸脱行動がある」「知的水準が高いのに学業成績は悪い」「団体行動がとれない」といった、現在話題になっている症状で受診される方が増えてきました。

二〇〇五年度の新患受診者の診断では、男子で一番多いのはＦ８コード（自閉症など）です。

男子が五〇〇名強、女子も一〇〇名近くになっております。女子でも自閉症は徐々に増えています。次に多いのは男子ではF９のＡＤＨＤ、行為障害等で二〇〇名弱いらっしゃいます。女子ではこれは数十名です。女子で多いのは、Ｆ４（強迫性障害、適応障害など）と診断された方で、二〇〇名を超しております。男子も一五〇名程度です。

発達障害の最近の傾向のひとつは、知的障害のない発達障害の方が多く受診されるようになったことです。高機能広汎性発達障害（知的障害をもたない広い意味の自閉症）の方が増えてきております。ＡＤＨＤの方も増えてはおりませんが、一定の量はいらっしゃるという傾向があります。二〇歳未満の人口が減っているのに受診者は増えているわけです。この十数年の間に新患の数が三倍近くに増えています。一九九〇、一年頃は年間六〇〇名程度だったのですが、ここ数年は一六〇〇名程度で推移しております。これは「症状を訴える方が増えている」というだけでなく、「子どもの精神科の敷居が低くなった」ということも関係していそうです。一九九〇、一年あたりから子どもの精神科では自閉症とかＡＤＨＤの方が徐々に増え始めます。この後、社会的に学級崩壊などがマスメディアで話題になったのが一九九五、六年くらいだったと思います。その後に、発達障害が教育で話題になってきたと思います。二〇〇七年度から特別支援教育が始まっていますが、教育の分野では一九九二年から一九九九年までにかけて、学習障害への対応を検討する文部科学省の協力者会議が開催されました。教育、心理、医療などの関係者が集まったもので、この最終報告を受けて一九九九年から特別支援教育に向けたモデル事業が始まったと思います。

㈡　児童青年精神科疾患の変化

一五、六年前は、成人の精神疾患の代表である統合失調症や気分障害等が初診者の約三分の一で、不登校を中心とした神経症性障害の方が三分の一でした。現在話題になっている自閉症やＡＤＨＤ等の方が残りという割合でした。これが現在大きく変わっております（図３）。

現在でも神経症性障害の方が三分の一ですが、自閉症やＡＤＨＤ等の方が約六〇％になっています。これは私どもの病院の話ですが、同様な治療を行っている医療機関では同様の傾向があるようです。都内で有名な、脳性マヒやてんかんを中心に診療されていた小児科でも、外来の六割が発達障害の方になっているそうです。逆にいいますと、子どもに起きてきた大人の精神疾患がなぜか減少しています。

受診者の男子年齢を見てみますと、一九九二年頃は就学前の三歳から五歳あたりと、十三歳以降の中高生に受診者が多く、小学生の受診者は少数でした。心理学が教えるところの潜伏期といわれる時期にあたっていたのでしょうか。ところが一九九七年くらいから増え始め、一九九八年では小学一、二年にピークができて、現在もこれが続いています。二〇〇四年のデータでは、三歳あたりから小学校低学年、中学年、高学年まで一貫して受診者数が多い状態です。

女子では、昔も現在も、中高生の受診者が多い状態です。小学校低学年にも小さなピークができており、若干増えておりますが、男子に比べると少ないといえます。発達障害とくに自閉症やＡＤＨＤは男子に多いという傾向があり、これは世界的にも同様の傾向があります。当院でも、広汎性発達障害では四対一くらい、ＡＤＨＤでは六対一くらいで男子が多いです。ただ、知的障

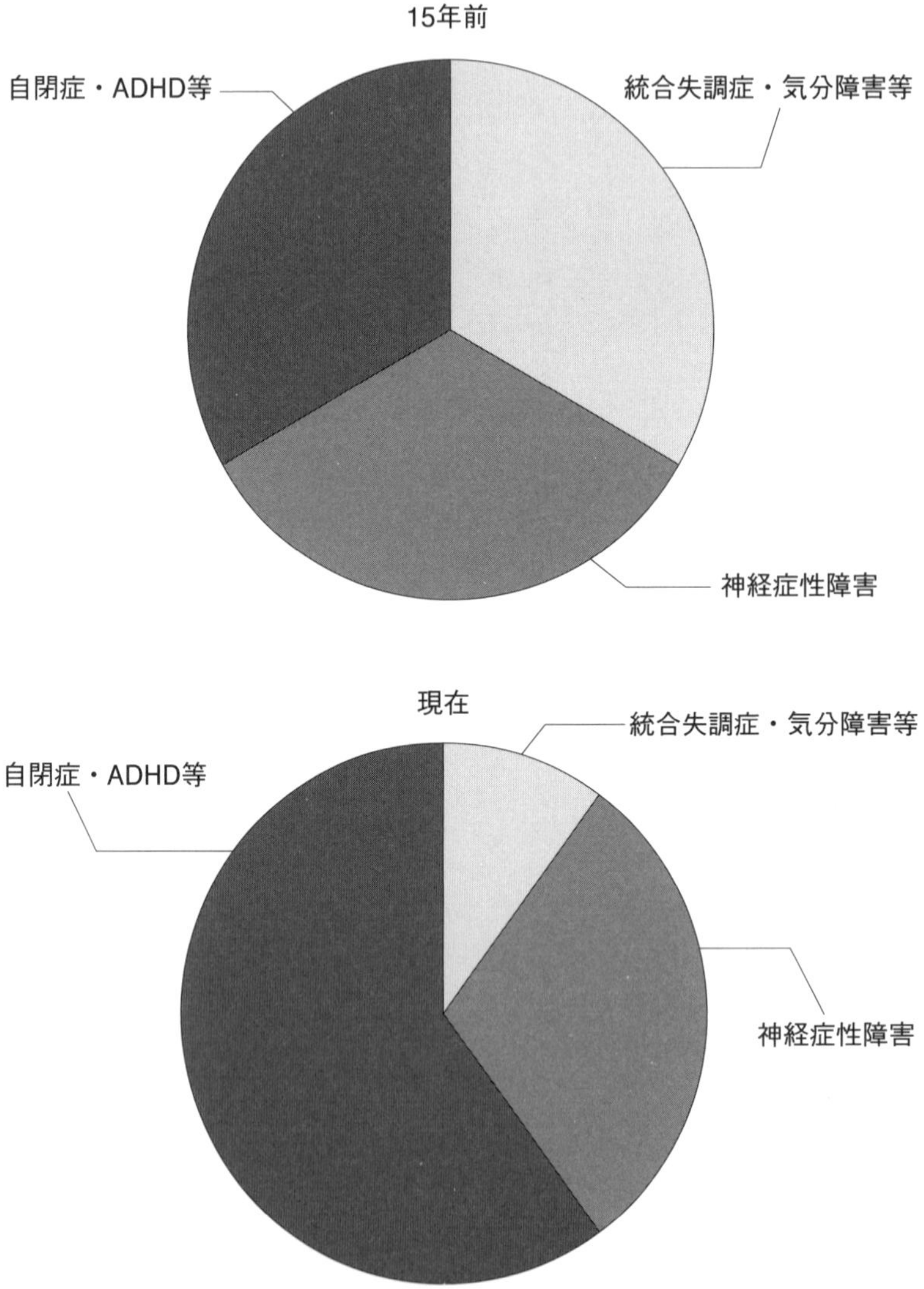

図 3　児童青年精神疾患の変化（模式図）

害だけで調べますと一対一ですので、このあたりに疾患の特徴があると思います。「女子は中高生の受診者が多く、発達障害は男子に多いため、小学生のピークは男子が高くなっている」と考えてよさそうです。

(三) 広汎性発達障害の受診者は増加しているか?

全体の受診者が増えているせいで、すべての疾患の受診者数は増えていますが、割合でお示しします。二〇〇五年度に受診した方で、広汎性発達障害と診断される方が大体四〇%程度、ADHDと診断される方が一〇%、これ以外に知的障害と診断される方が五%くらいです。この三つを足しますと五五%くらいになりますので、六割弱の方は発達障害という状況になります。

入院病棟は九病棟あり、小学生の病棟が一つと、思春期の病棟が五つ、それ以外に三つあります。このうち学童病棟(一部就学前の病棟)で、入院に至る方は広汎性発達障害だから、あるいはADHDだから入院するのではありません。「衝動性が高い」「カーッとなりやすい」ということで、クラスで他の子どもさんをケガさせてしまったという方が中心です。二〇〇五年度では、広汎性発達障害、ADHDと診断される方が約七五%です。思春期の病棟を見ると、男子(全部で八〇人くらい入院できる)では広汎性発達障害、ADHD、行為障害(ADHD等からの移行もある)で約六五%です。十数年の経過で見ますと、三倍近くに増えています。女子では、二〇%を超えたくらいです。男子に比べれば少ないですが、経過を見ると間違いなく増えています。総体的には、女子の場合だと摂食障害だとか統合失調症、神経症の割合が大きくなっています。中高生女子の三点セットといえますが、「食事を制限する」「自傷行為をする」「薬をまとめ飲みする」ような経過で入院に至る方が一番多くなっています。

広汎性発達障害と診断される方について、一九九二年から二〇〇五年まで経過を見ると、今から十五年くらい前は低・中機能群（知的遅れがある）の方が高機能群（知的遅れがない）よりもはるかに多いという傾向でした。今から十五年くらいは、教育の場面でも自閉症というと「知的遅れがあって、言葉があるかないかで奇声を発して走り回っている」というイメージでした。医療現場では、一九九八年から二〇〇〇年くらいに逆転したようです。最近では明らかに高機能群の方が増えています。数で見ていきますと、高機能群は、この間に二〇倍以上に増えたことになり、この間に低・中機能群は若干増加ぐらいです。

四、発達障害と周産期エピソード

梅ヶ丘病院に二〇才未満で受診した新患の方について、周産期の状況を調べました。疾患別出生体重、疾患別出生週、周産期の低酸素、疾患別黄疸既往、帝王切開、妊娠中毒、切迫流産、臍帯巻絡、吸引あるいは鉗子分娩状態等について調べておりますが、疾患別出生体重に大きな差があることと、帝王切開が比較的多い傾向があるということがいえそうです。ただ、帝王切開は結果であり、「なぜそうした」の理由は皆違うと思いますから、より深く検討していく必要があると考えております。

周産期の話をしますと、「母親に問題がある」という話になりがちです。自閉症では、今から四〇年前に、「自閉症の原因は親の愛情が足りないからだ」（心因論）という、今は医学的に否定された論理が世界的に広がったことがありました。今でもマスメディアの一部は間違った報道をしていますが、当時はそういう考えが世界的に流布したために、母親が非常に責められた時期がありました。「愛情だけ注ぎなさい」という指導が行われた結果として、成人してでも「トイレに行けない」、「食事もひとりでできない」、「衣服の着脱もできない」自閉症者ができてきてしまいました。同じような状況は起きやすいわけであり、現在でも自閉症の子どもをもっているお母さんは非常に責任を感じやすいものです。もし遺伝が関係しているならば、アメリカなどで報告があるように、絶対数が多いのは父親の方だと思いますから、母親の方より父親の方に問題がある可能性が高いのだろうと思います。「お腹の中にいる間の栄養が関係する」というと、母親が責任を感じてしまいやすいので、その点は注意しなければならないと思っています。昔は子どもが自閉症だと診断されて親子心中したというような記録も残っています。今は自閉症そのものがスペクトラム（連続体）であって、境界もはっきりしないと考えられています。最近は例え話として、「大学教授や医師などにはスペクトラムの人が多い」といわれております。「発達障害だからいけない」のではなくて、子どもの頃の社会不適応を減らして、成人に至れば、類まれなユニークな発想をして、素晴らしい業績を残す可能性があります。成人になる前につまずいてしまうと社会に飛び立っていけない可能性があると考えています。そんなところで、私の話は終わらせていただきたいと思います。

大人の健康障害の最近の動向——健康医学の立場から

埼玉医科大学総合医療センター 神経内科・ER准教授 大貫 学

一、はじめに

坂爪先生ご紹介ありがとうございます。埼玉医科大学神経内科の大貫と申します。神経内科の外来でいつも患者さんにお話しするのですが、パーキンソン病などの病気を持ち合わせていても、八五歳、九〇歳、九五歳でそれぞれの方の天寿を全うする際に、「病気は持ち合わせていたけれども、自分なりにいい人生だった」と思えるように自分の病気をうまく受け入れてコントロールしながら、少しでも悪くならないように工夫して、いろいろと頑張りましょう、ということを励まし続けています。本日のテーマのエピジェネティクスという概念は、神経内科の分野にとっても積極的に取り入れていかなければならない重要な領域だと思います。これまでにもさまざまな統計を取って臨床検討を続けておりますけれども、胎生期の環境はこれまで考えられていた以上に、その後の人生の健康状態にかなり重要であることがわかってきました。子どもたちの発達障害はもちろん、大人になってからのメタボリックシンドロームをはじめとしたさまざまな病気につながってくる可能性が考えられるようになり、さらに、潜在的に潜んでいる病気のスイッチを押してしまう可能性も考えられるようになってきました。逆に考えれば、この胎生期の環境を十分に整えることができれば、一生の中で起こってくる可能性のある多くの病気を未然に予防できるのではないかとも考えられるようになってきたわけです。

本日お話させていただく内容の流れについて、まず簡単に紹介させていただこうと思います。まずエピジェネティクスと健康医学の接点はどこかというようなところについて、まず臨床医の立場から考えられることを、最初のスライド（図1）でお示しします。次に、生活習慣病とメタボリックシンドロームの各論として、一般的にすっかりテレビでも「メタボ」という言葉でお馴染みになっていますが、生活習慣病としてのメタボリックシンドロームなどを通して、知らない間に生活の中に潜んでいる不健康への悲劇の序章ということで取り上げます（図2）。さらに各論として、肥満症などを病気の温床として取り上げます。高脂血症や運動不足だけで、コレステロールが高いだけで、どんなことが起こるかということをお話しします。糖尿病はもちろん怖い病気で、足がしびれてきたり視力が落ちてきたりする前ぶれなどについてもお話しします。

臨床的には、エピジェネティクスと発達障害や精神障害に関していろいろな研究が進められてきています。一方で、エピジェネティクスと脳神経疾患とをつなぐ糸口については、脳梗塞とエピジェネティクスの関係がありそうだということが少しずつ解り始めていますけれども、他にもいろいろな病気が関連しているようだということについてお話しします。患者さんの出生体重、母子手帳を持っているかどうかということから生活習慣の詳細に至るまで、可能な限り、新しい生活習慣調査票を作り直して集計し始めていますが、それを使いながらいくつか具体的なお話をしていきます。まだようやく調査票が集まってきたところで、まとめ終わる前の段階ですので、今日のお話は、これから始まる詳細な臨床調査の第一弾の報告と考えていただきたいと思います。きちんとした数字はまた次の機会にお話ししたいと思います。統計を取り始めて思ったのは、血管異常に伴う病気や臨床症状を呈する方の中に、その方の胎生期に何らかの影響があったのではないかと思う環境因子の悪影響があるという印象が強かったので、血管異常という考え方でまとめました。喫煙環境、これは大人になってから成人として自分でタバコを吸って自分自身の体に動脈硬化が起こってしまう人を中心にお話ししますけれども、タバコの習慣があるだけで、または自分は吸わないのに回りにタバコを吸うヒトがいるだけで人生を棒に振ってしまうことが多々あるというような恐いお話をします。それから血管の低形成についてですが、タバコの悪影響だったり、太ったままでいたり、血圧が高いのを放っておいたりすることで、動脈硬化になってくる人たちは、もちろん自分自身の健康管理責任になってくるわけですけれども、胎生期を含めた子どもの時期に、親の喫煙習慣の悪影響で血管が十分にできあがらない状態で、細い血管のままになってしまって、若い脳梗塞になってしまう患者さんのお話を提示します。また、まったく今まで頭痛など何もなかった人が、突然の頭痛で命を落としてしまうことのあるクモ膜下出血になることもありますけれども、そういうクモ膜下出血を起こしやすい血管のコブともいえる動脈瘤のような血管の発生異常も考えられるのではないかというお話をいたします。今後は、神経変性疾患というグループの病気についても、患者さんの情報があまりにも膨大で、情報整理にはまだまだ時間が必要だと感じていますが、いずれしっかりとしたデータを出していきたいと思っています。たとえば、パーキンソン病やアルツハイマー病など、難病に指定されている病気の中で

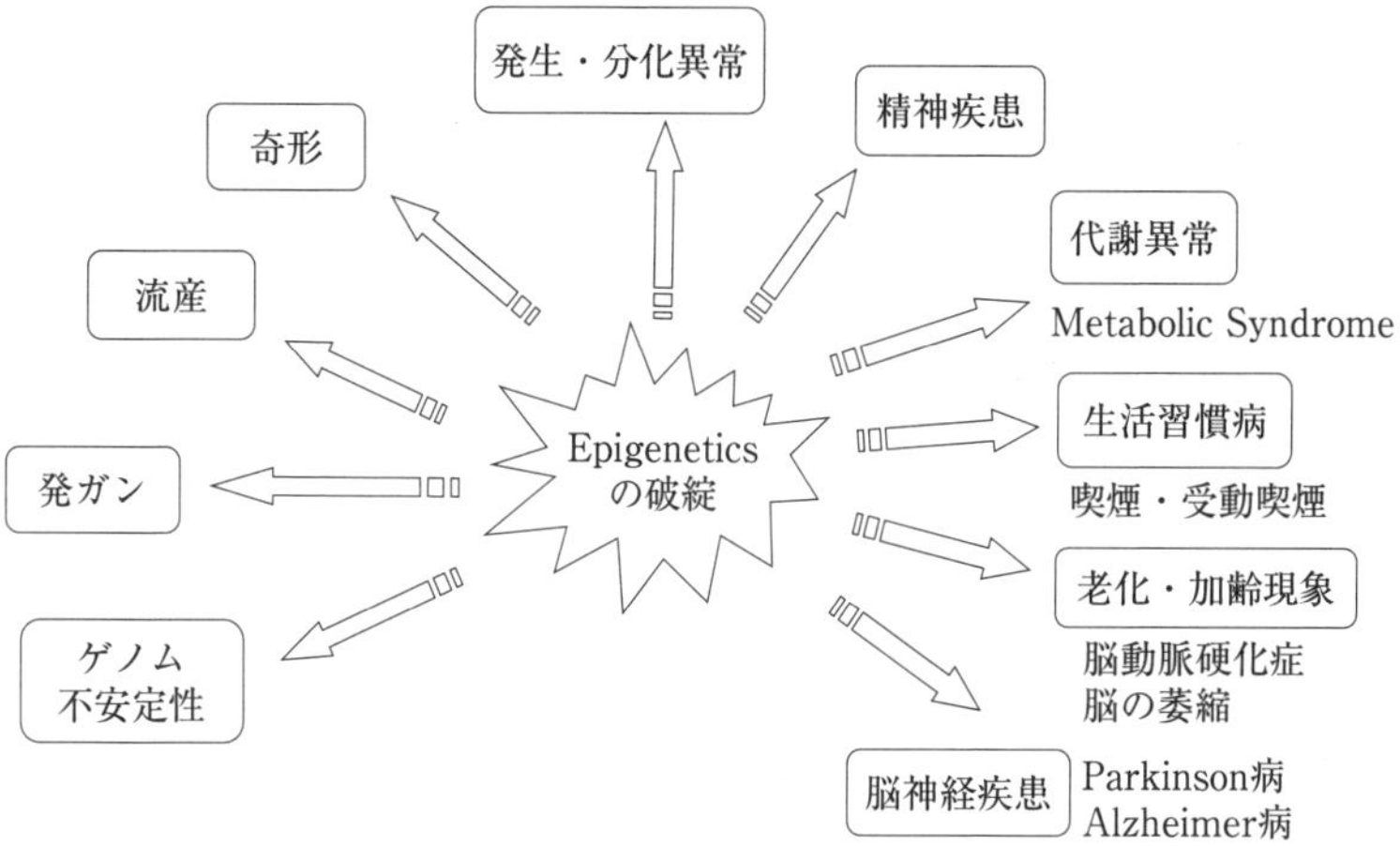

図1　Epigeneticsの破綻による生命現象

も比較的その名前が一般に知られている疾患について、本当に予防する方法はないのだろうか、というお話をしたいと思います。最後に、その他にも神経内科医として、脳の病気の領域でエピジェネティクスの立場から考えていける予防方法がないかどうか、治療方法がないかどうかということについて、全体的なお話をさせていただこうと思います。

二、エピジェネティクスと健康医学の接点

では最初に、エピジェネティクスと健康医学の接点についてお話させていただきたいと思います。まず、エピジェネティクスという概念の全体像についてのお話です（図1）。エピジェネティクスの異常として、エピジェネサイクルの破綻をきたしたときに、発生段階のプログラムとしての異常が起こったり、種間や個体間の相違が起こったりした際に、これらのサイクルの破綻が、順番に連鎖的にいろいろな異常が出てきて、発ガンや免疫異常にもつながっ

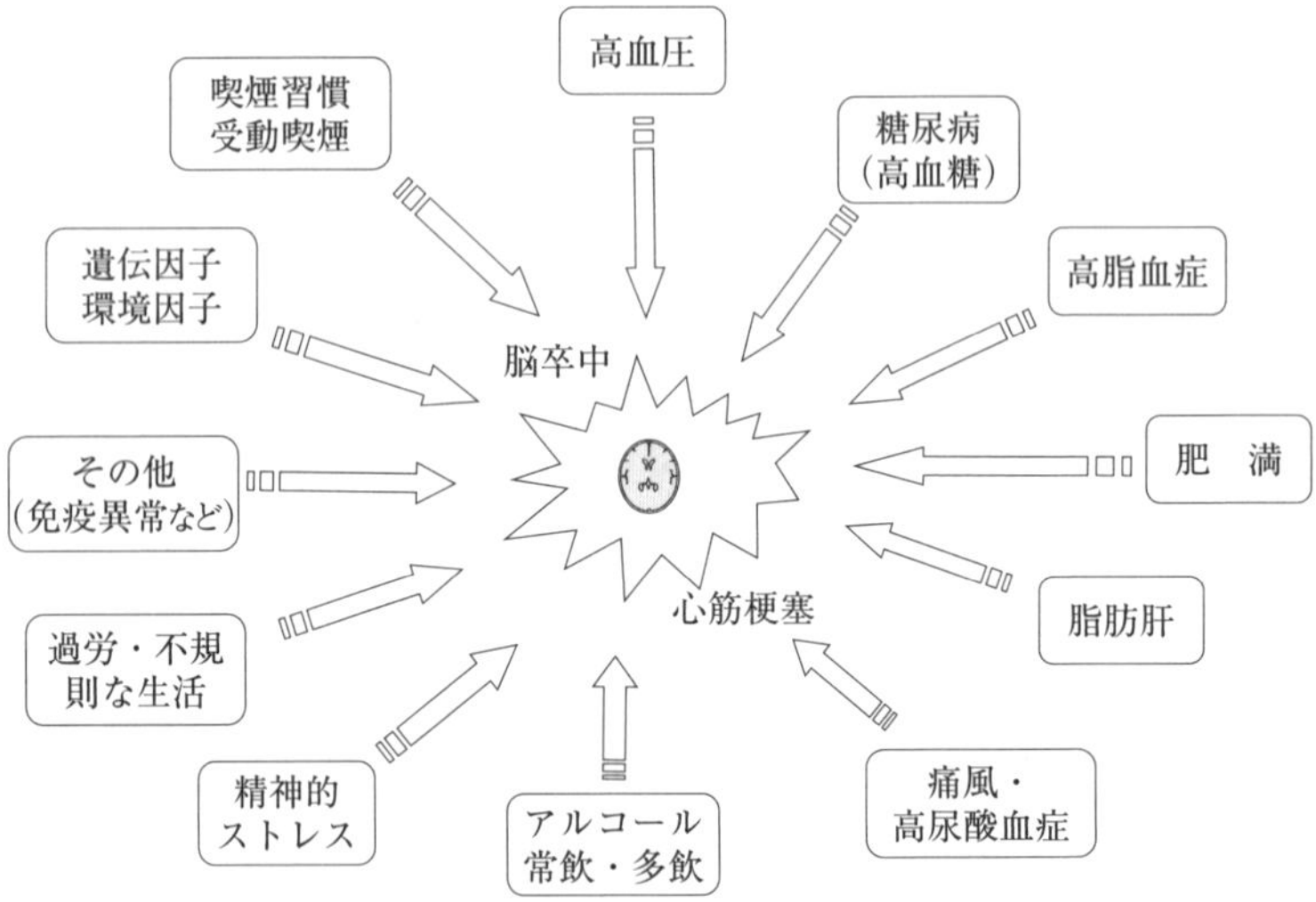

図2　生活習慣病

てくる可能性があります。それから流産を起こしやすくなったり奇形が生まれたりする可能性もあります。奇形と同様に、発生や分化の異常が出たり、精神疾患が出たりする状態がありま す。代謝異常があって、生活習慣病が発生したり、老化現象、加齢現象が加速されることもあります。こういう出来事の原因としてエピジェネティクスの異常がある可能性があり、人間の多くの病気の原因としてエピジェネティクスの異常が関連していると考えられる、これがエピジェネティクスの全体像ということになるだろうと思います。

次にお示ししますのが、脳卒中予防や、認知症予防の市民講座でいつも使わせていただいている、オリジナルの相関図です（図2）。これは生活習慣病の最終段階として、脳卒中や心筋梗塞が起こってくるという相関図ですが、血圧が高い、高血圧を放っておいている人から始まって、糖尿病、高血糖状態、高脂血症、肥満、脂肪肝、通風、高尿酸血症、飲み過ぎ、精神的ストレス、過労、不規則な生活、その他免疫異常、さらに遺伝と環境因子、タバコ、受動喫煙も含めて、市民公開講座などでは順番にお話をしていますが、まさにこの出来事、病気として集まっているものの矢印の向きを変えれば、同じエピジェネティクスの異常としての項目というのが重なってくることになるのだと考えられます。臨床医からみれば、生命科学として臨床症状のある方から原因を追求して考えていこうと思う矢印の方向性は、分子遺伝学やゲノムを調べていらっしゃる先生方からみれば、当然、矢印の向きが変わることになるんだろうということが推測できるわけです。つまり臨床家が当たり前のように考えている「この病気の原因は何だろう」という疑問に対するひとつの大きな原因検索の手法であり、また究極の予防医学に当たるものがエピジェネティクスということになるのではないかと考えられます。

三、生活習慣病とメタボリック・シンドローム

(一)「メタボ」とは——日々の生活に潜んでいる悲劇の序章

今回はこの中でも、代謝異常、生活習慣病、老化・加齢現象など、動脈硬化につながることについてお話をするとともに、具体的な病気とエピジェネティクスとの関連が少しでも考えられればと思ってお話をしていきます。細かい項目としては、代謝異常としてメタボリックシンドローム、生活習慣病、老化現象、また喫煙・受動喫煙と動脈硬化や脳の萎縮などとの関連、脳神経疾患としてパーキンソン病や認知症についてそれぞれお話させていただきます。

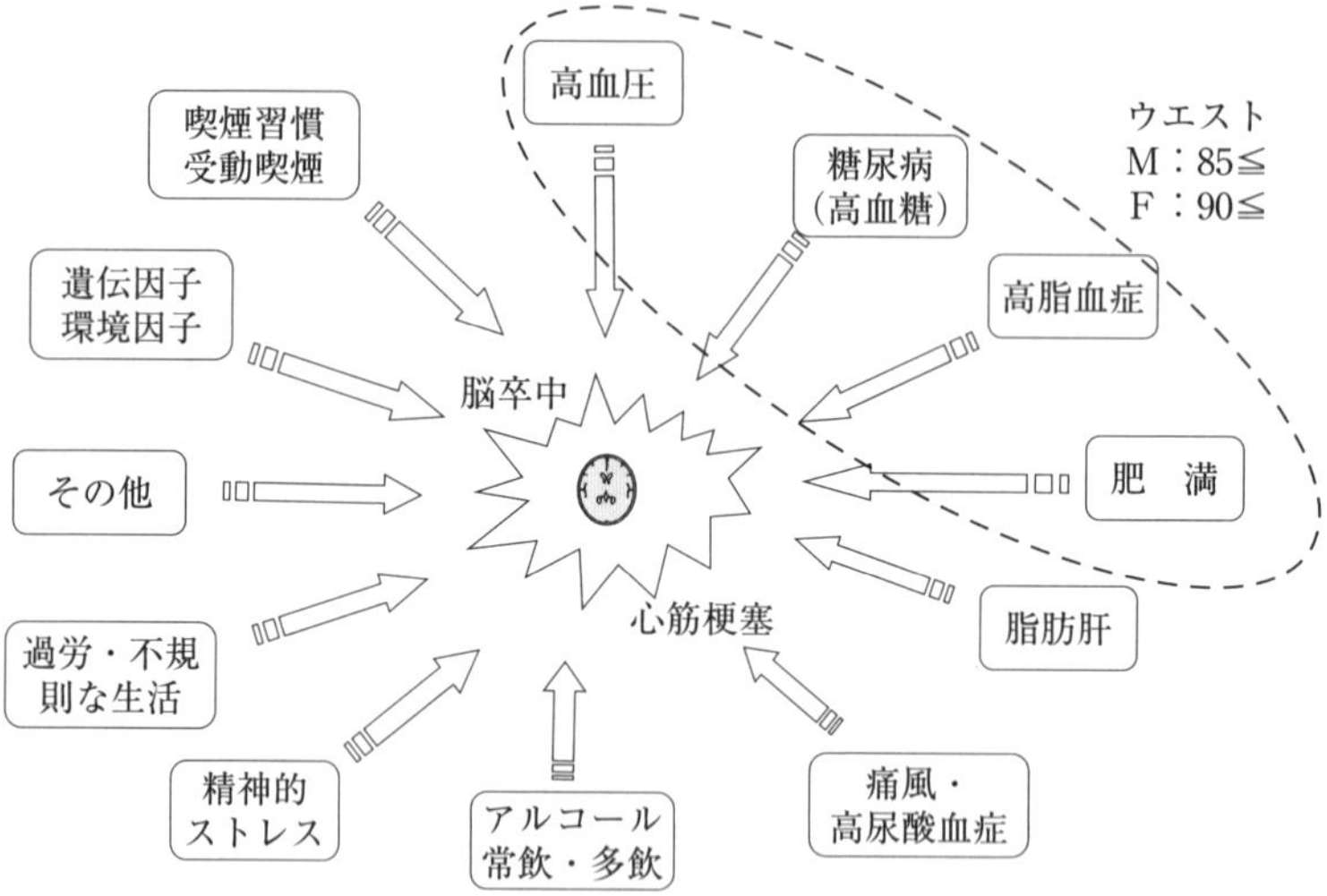

図3　生活習慣病と Metabolic Syndrome

まず「メタボ」についてです。メタボリックシンドロームは、そもそも生活習慣病のなかの一部がメタボリックシンドロームというような扱いにあるわけですけれども、ウエストサイズについて議論はあるものの、基準としては男性が八五センチ、女性が九〇センチという数字が基準になっています。図3にあるような部分がメタボリックシンドロームという状態ですけれども、代謝異常が関わってくるといろいろな出来事が連鎖的に少しずつ起こってくるので、いくつかの病態が複雑に絡み合っている出来事だというふうに理解していただければいいと思います。

生活習慣病とメタボリックシンドロームについて話す前に、少しだけ前置きですが、そもそも「生活習慣病」は以前は「成人病」と呼ばれていました。食生活が欧米化して、子どもにも糖尿病、高血圧が出てくるようになってきたので、一九九六年に厚生労働省が生活習慣病とよぶようになりました。けれども、もちろん実情は同じような内容で、食生活やさまざまな生活習慣が関連してくる疾患群の総称ということになっております。生活習慣の乱れなどがいろいろあって、一番わかりやすいところでいえば、高血圧、糖尿病、喫煙習慣、高脂血症、高尿酸血症。これだけそろうと肥満を伴うことが多いので、危険因子が六つ揃ってしまいます。さらにお酒の飲み過ぎ、ストレス性胃炎などを生活習慣病の中に入れる考え方もあります。

このような危険因子を五つあるいは六つも持ち合わせていると、脳神経内科の領域では死の五重奏といわれます。肥満まで数えると死の六重奏となってしまいます。危険因子を一つ持ち合わせていることにより、六五歳での脳卒中の発生率が高くなります。統計によって若干差があって、三倍から四倍とややばらつきはありますけれども、一つ持ち合わせている毎に、かくれ脳梗塞などのリスクが高くなり、精密検査の結果として基本的には健康な六五歳ではなくなってしまうということになります。ただ、本人が自覚している極めて不健康な病的状態ではなくて、たとえば脳ドックをやってみたらかくれ梗塞が知らない間にできているのが見つかりました、ということも含めて、本来の万全の健康ではないというくらいの意味合いです。危険因子が二つ以上あれば、マルチプルリスクファクター症候群ということになって、脳卒中の危険率はかけ算になり、極めて脳卒中や心筋梗塞にかかりやすくなり、健康な六五歳が来ないばかりではなくて、六五歳の誕生日そのものが来ないという怖いことになってしまうことがあります。

では、市民公開講座などでチェックする脳卒中リスク・アンケートをやってみましょう。次の項目のうち、ＹＥＳがいくつあるかを指折り数えてください。

● 生活全般のリズムが不規則である。
● 最近太り気味だと自覚している。
● 今の生活では運動不足だと思っている。
● 食事の時間が比較的不規則な生活をしている。
● 朝食は食べないことが多い。
● よく間食を食べる。
● あまり栄養のバランスを考えたことがない。
● 甘いものが好き。
● こってりしたものが好き。
● おしんこにもしょうゆをかける。
● 缶ジュースや缶コーヒーをひっきりなしによく飲む。
● お酒・ビールなど、量に関わらず、毎日飲む。
● 自分でタバコを吸う。
● 自分では吸わないけれど、タバコを吸う人がまわりによくいる。
● ぐっすり熟睡できない気がする。
● ストレスが多いと自覚している。
● 血圧が高いと言われたことがある。

●親族に血圧の高いヒトがいる。
●親族に糖尿病のヒトがいる。
●親族に脳卒中を起こしたヒトがいる。

最後の三つは自分のせいじゃないというアンケートですけれども、YESの数で分類した、六五歳で脳卒中になる確率の統計をお示しします。早稲田大学の講義の際には、YESの数毎に手を挙げていただきますけれども、ここではいろいろ事情があるかもしれませんので、手を挙げてはいただきません。YES三つまでが、年齢なりの変化の範囲内で、動脈硬化を調べてもきっと悪いことはないでしょうという合格ラインです。条件としては厳しいのですが、これが健康医学の現状です。YESが六つあると、脳卒中のリスクが少し高くなるので気をつけはじめましょう。YESが十個あったら直ちに何か取り組まなければなりませんし、一五個あったら、テレビのセリフではありませんけれども「大変なことになりますよ」ということになります。そんなにあるようでしたら、土曜日に脳神経内科の専門外来をやっていますから、ぜひ大学の外来にいらしてください。MRIとMRAを撮って、これから何をしなければいけないか、厳しくご説明いたします。

次に、生活習慣調査票をご紹介いたします。お名前から始まって、渡航歴、最終学歴など、失礼なほどたくさん細かいことをお伺いします。もちろん、書きたくないことは書かなくても構いません。喫煙習慣については、現在タバコを吸うか吸わないかだけではなくて、いつ頃吸うのをやめたか、何本くらい吸っていたか、今までに身の回りにタバコを吸っていた人はいなかったか、アルコールは何を飲むかなど、可能な限り詳細に生活習慣について書いてもらっています。この調査票はとてもボリュームが多くて、外来ではとても書ききれないので、定期通院し始めた方に、次に外来に来るまでにしっかり考えて書いていただくよう渡しています。調査票のその二では、自覚症状はもちろん、お仕事の内容、食生活習慣、たとえばどんなものが好きか、お水はどれくらい飲むか、運動はどれくらいやっているか、といったことも含めて、できるだけ細かくいろいろな状況について聞いています。調査票の「その一」と「その二」をこれまで長年に渡って継続して調査していますが、今回エピジェネ用に、「その三」を作りました。これには母子手帳の有無や出生体重などを記載してもらう欄があり、思った以上にご自分の出生体重をご存じない方がたくさんいます。お母さんのお腹の中にいた時の情報を書いてくださいというと、基本的に外来を通院している人たちは平均七〇代以上なので、「覚えてません」ということになります。覚えてなくてもいいから何とか書いてきてくださいとか、母子手帳がありませんか、と伺うと、ある程度以上の年齢の方々はほとんど持っていないということになります。出生身長や出生体重について伺うと、「大きいっていわれた」「小さいっていわれた」というくらいのイメージしかない方が多いようです。「裸一貫」が三七五〇グラムということですので、そこから考えるとある程度の年代の方の「大きいっていわれた」「小さいっていわれた」は三七五〇を基準にしているのかもしれません。その他、これは胎生期の環境についての調査なのですから、たいへん心苦しい質問ではありますけれども、ご両親の最終学歴や職歴などについてもお伺いします。職歴に関しては、たとえば医療スタッフの中では放射線技師さんや放射線科のドクターには女の子が多いという傾向があります。プロテクターをつけて、最小限の医療被爆に留まるよう気をつけていても、子どもの性別に差が出る。そうすると、DNA、染色体のお話になりますけれども、やはりX染色体の方に情報が多い、Y染色体にはそんなにない、放射線を浴びるとY染色体がやられやすく、生まれてくる赤ちゃんが女の子の比率が多いというようなところに、何かつながるところがあるのではないかと思ったりします。そういったさまざまな思いを込めて、詳細な調査票を作成して情報を蓄積しています。

次に、本人の喫煙習慣ではなく、胎生期に両親がタバコを吸っていなかったかどうか、母親の健康状態・栄養状態がどうだったかなど、詳しく思い出してもらうようにしています。みなさん、昔の記憶を辿りながら頑張って調査票を書いて持ってきてくれるので、一生懸命これらの情報を集計しているところです。

㈡　肥満―病気の温床―

肥満についてちょっと具体的なことをお話しします。僕の大親友の同級生で、四七歳、老人保健施設の施設長です。身長一六六センチメートル、体重一二〇キログラム。余談ですけれども、バストとウエストとヒップが一二〇、一二〇、一二〇くらいで、すべてサイズが一二〇で揃っている、見事な肥満体型です。毎日四〇本タバコを吸って、医者になった今でも吸い続けて、酒も毎日とことん意識がなくなるまで飲んでいるようです。肥満で、タバコを吸って、お酒を飲んで、血圧が高くて、高脂血症で、三七歳で既に一回小脳梗塞をやっています。それでもタバコを吸い続けて、四〇歳で二回目の脳梗塞を起こして、働いていたところを辞めて、今は故郷に帰ってどうにか社会復帰しています。エピジェネに関係なく、どう考えても健康に悪いだろうという生活をしているわけですけれども、リハビリを兼ねて畑仕事をやっているところです。MRIでは、加齢変化を大きく越えた前頭葉の萎縮がみられます。通常、このような大脳の萎縮は健康な四〇代後半にはありません。側頭葉の萎縮も目立ち始めています。古傷の脳梗塞の跡があり、実際、本人を知らなければ、脳の写真だけでは六五歳かと思うような老化現象です。血管を調べてみると、人間の血管はおおよそ左右対称なのですが、部分的にはっきり写っていないところができてしまっています。脳動脈硬化症です。どうにか流れてはいるのですが、またタバコなどの影響で血管がつまってしまえば、次は大きな脳卒中の可能性が高くなります。脳の血管も六五歳以降に相当し、とても四〇歳代の脳の状態ではありません。さらに肥満のため肺胞低換気という状態になって、睡眠時無呼吸症候群などが起こり、また不整脈なども出てきます。昔から、太った人の夜間のいびき、睡眠時の呼吸障害などは「オンディーヌの呪い」などといわれているくらい知られていました。こんな生活習慣で、今は地元に戻り、一応社会復帰しています。四〇歳代という若さでも、ここまでいい加減な生活をしていると、脳卒中でも心筋梗塞でも何でも起こります。但し、大人になってから生活習慣病がずらっと並んでいても、実は出生体重が低いために血管形成が不良で、そのために血流障害を来す可能性も考えられ、胎生期の環境と人生の健康状態は脈々と続いているのではないかということになってきます。実際、このケースの場合には、ご両親ともに肥満体型で、胎生期から栄養状態に問題があった可能性が示唆されます。

次に、若年性脳梗塞というちょっと特別な例をお示しします。一六歳の高校生の男の子です。

若いのに肥満体型で、血圧も高め、コレステロールも高めです。子どもの肥満は、大人になって重大な病気につながるのでもちろん早めの対応が必要になるわけですが、ここで、ちょっと「エピジェネティクスの発想」を取り入れてみましょう。先程ご紹介した生活習慣調査をまとめてみますと、この高校生のお母さんは肥満体型です。お父さんは、健康管理上ほとんど問題なし。生まれた時の体重は四〇〇〇グラムを超えています。最近はあまり見ないほどの出生体重です。「低出生の害」が重要ですが、これが逆に大きすぎてもそれなりの障害が始まるということだろうと思います。この子の場合、もともと肥満傾向があったにもかかわらず、一人っ子で大事にされすぎて、何を食べても怒られなかったということだそうです。別の観点から、胎生期の親の年収をお伺いしています。もちろん書きたくないという方に無理はいいませんが、ご協力をお願いしているわけです。この子のご両親の場合は十分な収入がありました。収入だけで直接の影響は言い切れませんが、ヨーロッパの報告では既に、胎生期の親の年収が二〇〇〇万円を切る家庭で育っている場合には、胎児の栄養状態に影響を及ぼす可能性が示唆されています。

ここでお示しした二人の肥満体型にエピジェネティクスが関係しているとすれば、代謝異常、メタボリックシンドロームに進む要素が胎生期に起こり始めている可能性も考えられます。

たくさんの統計を取り始めていますが、今回は集団での統計を論じるほどの集計が整っておりませんので、メタボリックシンドロームの基準を満たす方の出生体重や胎生期の栄養状態のアンケート結果については、またの集計ができましたらご報告させていただきたいと思います。

今回、臨床調査を行うにあたって、予約外来を通院している一六〇〇人くらいの患者さんに調査票を配布いたしました。今日までに一一九二人、七二%の方々から調査票が回収できましたが、内容を調べてみますと、まだまだ書き込んでいただいていない内容も多くみられ、なかなか統計をまとめるというほどの返事には至っていないのが現状です。そこでこれからは、二回目、三回目の同様の調査票をお願いして、情報収集に取り組んでいこうと思っています。調査内容が細かく、特に年収などについては反応が厳しく、今後の課題です。年収や栄養状態について考えてみていこうとするときに、三〇〇万円と五〇〇万円で臨床的に差があるのかどうかなど、一〇〇万円単位で詳細に調査を行っても、「なかなか答えにくい」というような反応が多く、まだまだ工夫が必要と考えています。

㈢　高脂血症――運動不足、高脂血症はサイレント・キラー

次は高脂血症についてです。運動不足を自覚している五七歳の女性で、やや肥満体型です。高脂血症以外には基本的に大きな病気はありません。それなのに、脳の血管をみてみますと、先ほどの危険因子をたくさん持ち合わせている方と同じように一箇所、血管の狭窄が始まっているところがあります。一般的に、MRAという血管検査で、六五歳前後を境に動脈硬化性の変化が確認されるようになるのが加齢変化ですが、五七歳ではさすがに「お年のせいです」というにはまだ若すぎます。細くなってきた血管がつまれば、脳梗塞として片マヒになってしまう血管です。そこで、しっかり運動しましょうというようなお話をしながら、しっかりと健康管理に取り組んでもらうように指導します。しかし、本人にとっては自覚症状がないので今ひとつ緊張感がありません。そこが高脂血症の怖いところです。たとえば高血圧、あまりにも血圧が高くなれば頭痛

などの症状が出てきます。糖尿病なら、放っておくと手足がしびれたり目がかすんできたり、いろいろな症状が出てきます。ところが、高脂血症は脳卒中で倒れるまで特別な自覚症状は起こりません。症状が起こる時は、いよいよ倒れるときです。「前ぶれ」がないので、むしろ知らないうちに管理不足に陥りやすく、「サイレント・キラー」、つまり「静かな殺し屋」といわれているわけです。気がついたときには車いす、ということになってしまいます。

通常の外来なら、「体重をコントロールするように頑張りましょう」という指導になるわけですけれども、ここにエピジェネティクスの概念を取り入れて、この方の親の情報まで遡って集めてみることにしました。ご自分が胎生期の時に母親が三一歳で肥満体型。この方自身は出生体重も三〇〇〇グラム以上あり、特に問題はない。むしろこの年代の方にしては大きいくらいです。胎生期の親の年収はあまり高くはないものの、現在の金額に換算すると年収だけでは何ともいえないところがあります。しかし、こういう考え方が「エピジェネティクス」なんだろうと思って取り組んでいるわけです。エピジェネがメタボリックシンドロームにつながっているだろうという目でみていく必要があると考えているわけです。

㈣　糖尿病——手足がしびれ、視力が落ちて…

今度は糖尿病の患者さんです。検診で血糖値が高いということを指摘されたけれども、そのまま二〇年以上様子を見てしまったというか、放っておいてしまった例です。数年前からいつの間にか手足がしびれるようになり、目がかすむようになってしまった。やはり、患者さんは自覚症状がないと病院に来てくれません。いよいよ症状が悪くなってきたのでようやく詳しく調べ始めたところ、正常眼底に比べて色が少し白くて、血管の動脈硬化が始まっていて、加齢変化以上の眼底の老化現象が始まっていました。眼科的には糖尿病性網膜症が始まっていて、神経内科的には末梢神経の検査の結果、さまざまな神経障害が始まっていました。糖尿病があると、正常の脳卒中の発生率と比べると三倍から四倍くらい脳卒中になりやすいというお話を先程いたしました。この方の状態を再びエピジェネティクスにつなげて考えてみると、やはりこの方の胎生期のお母さんは肥満体型で、お父さんはほとんど問題ない。年収はむしろ中程度以上。当然のことながら、ある程度以上の年収がある場合には、親が肥満体型であるケースが比較的多く、またメタボリックシンドロームの成人は親が肥満体型か、あるいはやせ過ぎか、というどちらかの問題がある印象があります。

四、臨床的にエピジェネティクスと脳神経疾患とをつなぐ糸口を探る

㈠ 喫煙と脳動脈硬化——喫煙習慣だけで人生を棒に振れる

今度は、エピジェネティクスと血管形成不全などとの関係についていくつかお示しします。まずは五六歳で、タバコを吸う以外には基本的にほとんど問題はなさそうな方についてです。集中力がなくなって、物忘れが出てきて、物忘れを主訴に大学病院の神経内科を受診しました。一般的に、物忘れを気にして神経内科の外来を受診する方々の中で、実際に本物の認知症がある人の比率は三割以下ですから、心配しているだけで、本当の病気はないことのほうが多いわけです。勉強不足は棚に上げて、病気や年のせいにしている場合が多いということです。この方の場合、

前頭葉の萎縮があって、集中力が落ちて、側頭葉の萎縮が目立ち始めて物忘れが出て、かくれ脳梗塞も数カ所見つかって、やはり実年齢よりは明らかに脳の老化が進んだ状態です。血管も部分的に細い血管があり、動脈硬化性の変化が目立ち、血管自体も実年齢を大きく越えた状態になってしまっていました。この方の場合は、エピジェネの概念を導入するというよりは、典型的な生活習慣病の中で、喫煙習慣が動脈硬化を呼び込み、年齢に見合わない脳の老化を起こしていることになります。けれども逆にいうと、喫煙習慣がエピジェネの破綻を引き起こす何かのスイッチをONにしてしまった可能性も考えていかなければならないのではないかと思います。

(二)　血管低形成と若年性脳梗塞——受動喫煙環境は高血圧症放置と同等の健康被害

それから今度は血管の低形成と若年性脳梗塞です。受動喫煙環境は高血圧症放置と同じ程度の健康被害があるという話です。今お話いたしました喫煙習慣のある親を持った息子さんをとりあげます。自分ではもちろん一切タバコは吸わず、タバコを吸う父親の元で育てられたという以外には、健康管理に問題のない男の子です。一七歳の男の子で体型も問題なく、もちろん隠れてタバコを吸ったこともなく、自宅で勉強していたら突然右手足が動かなくなってしゃべりにくくなってしまったという症状です。長嶋監督やオシム監督の症状と同じです。長嶋監督ほどではありませんが、右上肢の運動麻痺はなかなか改善せず、頑張ってリハビリをしていますが、野球部員でしたがかろうじてマネージャー業務を手伝うことしかできなくなってしまい、右手足を引きずりながらも懸命に学校に通っています。当然、一七歳という年齢での脳梗塞は、どんなに無謀な生活をしていて、どんなに太っていても通常はありえません。何か原因疾患がないかということで、若年性脳梗塞の原因として基礎疾患を調べてみましたが、高血圧や糖尿病などの一般的な内科疾患もないし、膠原病、血管異常を起こすような特殊な疾患、抗リン脂質抗体症候群とよばれる血管炎を起こしやすい基礎疾患もなく、甲状腺障害、血液疾患、先天性代謝異常、その他何にも異常はありませんでした。臨床的には、とにかくリハビリを継続して頑張っていくしかないわけですが、ここでエピジェネの概念であらためて考え直してみると、母親は体型も食習慣も問題ないのに、父親に喫煙習慣があることが大きな問題となります。母親のお腹に子どもがいる時から父親は喫煙をやめず、生まれてからもずっと喫煙している。小さい頃からかわいがってもらってはいるものの、子どもを抱っこしたままくわえタバコでいるわけです。子どもの顔には煙がずっとかかっている。出生体重はちょっと低目ですが、年収は大きな問題はない。胎生期からの受動喫煙が慢性化して、お腹の中で血管が発達しきれなかった可能性も考えられます。この若年性脳梗塞の少年の調査票のなかで調べると、彼の一七年間の人生のなかで問題点があるとすると受動喫煙以外には考えられない状況です。そういう環境の男の子で、エピジェネの破綻に何らかのスイッチがＯＮとなり、受動喫煙環境で動脈硬化が進むようなコース、もしかしたら胎生期で血管発生異常が起こり始めた可能性が考えられると思います。

本日、スライドで症例は提示しておりませんが、今日の午前中の外来にやはり一七歳の男の子で、頭痛で来院したのでＣＴを撮りました。画像上、頭痛の原因となるような明らかな異常は何にもないのですが、明らかに前頭葉が萎縮していました。そこで、「回りにタバコ吸うヒトはいませんか?」と聞いたら、やはり「父が吸います」という答えが返ってきました。一七歳で脳の萎縮が目立ち始めるわけはありませんから、やはり受動喫煙が大きく影響している可能性があると思われます。

㈢　脳動脈瘤とクモ膜下出血——生来健康だと思っていたヒトが…

次は動脈瘤、クモ膜下出血です。自分では健康だと思っている人でも、生活習慣上の問題点はあちこちに潜んでいる可能性があります。血圧が高いのに自覚症状がないので放っておいたら、激しい頭痛が起こり、救急外来で調べたらクモ膜下出血が起こっていました。さらに詳しく血管を調べると、脳動脈瘤が見つかりました。動脈瘤は最初から持ち合わせている方もいますが、エピジェネティクスの考え方でいくと、血管形成に異常を来した可能性もあります。患者さん自身の喫煙習慣でもちろん動脈硬化が進行し、本人の責任で血管や脳が老化しているわけですが、この場合も詳しく調べてみると父親が喫煙者でした。やや低出生体重ですが年収には基本的に大きな問題はない。するとやはり胎生期からの受動喫煙環境で低体重出生になっている可能性や、血管の発生奇形につながっている可能性が浮かび上がってきます。

調査票では確認できていないお話ですが、先程の放射線科のドクターや技師さんのお子さんには女の子が多いということについて、母親には医療被爆の機会がないのに女の子が多いということは、医療被爆が精子の段階で問題を起こす可能性があり、エピジェネティクスの概念は父親の段階まで遡ります。医療被爆の問題だけではなく、喫煙環境がある場合の不妊率・死産率・突然死発生率が高いことを考えると、受精する前の段階で、父親が喫煙者なだけで、何らかの影響が精子に起こっている可能性も考えられます。ただし、そこまで遡ってはなかなか調査票でも聞き出しにくく、今後の課題ともいえます。

㈣　パーキンソン病・パーキンソン症候群――本当に神経難病か

次はパーキンソン病です。「本当に神経難病か」というタイトルで、エピジェネの領域からいろいろな情報を引き出そうと思っていますが、現時点ではいかにもエピジェネが関係していると言い切れるようなデータは見つかっていません。今のところ、いわゆる神経難病と考えるのが妥当な考え方ではないかと思っていますが、若くしてパーキンソン病になる人もいれば、九〇歳になってもお元気に散歩ができる人もいる歴然とした個体差があり、そのあたりに何かエピジェネにつながる臨床的なヒントがありそうな気がして、今後も長期的に取り組んでいきたいと思っています。

パーキンソン病の方で、会社の経営者の例です。一般的に生活習慣上の問題点はなさそうです。手が震えて動作が遅くなって、歩き方が遅くなるのがパーキンソンの特徴です。こんな症状があって、ちょっと前屈みで歩いている方は結構いらっしゃいます。脳神経疾患では、脳卒中以外では最も多い疾患です。外来では、初診の患者さんがドアから入ってきた初対面の時点でパーキンソンだなというのが分かるくらい、特徴的な歩き方をします。認知症などを起こす大脳ではなく、動作のスムースさを司っている中脳の黒質というところにあるメラニンの細胞が減ってくるとパーキンソン病が起こってきます。エピジェネ的には、低出生の場合、腎臓の糸球体の数が少ないことが報告されていますが、何らかのかたちで中脳のメラニンの細胞の数が最初から少なければ、当然若い時期からパーキンソン症状が起こってくる可能性も考えられます。パーキンソン病には、臨床症状の程度による分類があります。またCTでは、正常からだんだんと脳の萎縮が目立つようになってきます。MRIでも徐々に脳の萎縮が確認されます。脳血流も次第に低下してきます。パーキンソン先生が最初に報告したのはもう二〇〇年前くらいの昔のことです。

中脳の黒質の神経細胞の数は、年齢とともに誰でも少しずつ減少します。生まれた時の神経細胞の数を一〇〇%として、二〇%にまで減少すると病気が起こり始まると考えられています。八〇歳や九〇歳になれば、程度の個人差はあるものの、ある程度のパーキンソン症状は認められることになります。考え方によっては、ある意味で脳の老化現象をみていることになりますけれども、またエピジェネ的な考え方をすれば、どこかでパーキンソン症状のスイッチが入ってしまって、五〇歳代、六〇歳代から症状が起こり始めると考えることができます。脳の代謝や活性化が低下していることを捉える画像検査の開発も進んでいます。エピジェネティクスと、パーキンソン病や神経変性疾患との関連を探る方向で研究を継続する必要があると考えています。

㈤　アルツハイマー病・認知病――「年のせい」にしていないか

次は認知症です。認知症には、アルツハイマー病だけではなくて、脳動脈硬化性の認知症も多くみられます。軽い物忘れを、「年のせい」にしていないかということが大きな問題点です。この例はある大学の教授です。喫煙習慣を含めて、基本的な生活習慣に問題があるのに、それを放っておいたまま、年のせいで仕方ないと思ってしまっていました。いよいよ物忘れ症状がひどくなり、家族に連れられて外来に来ました。画像上、側頭葉の萎縮が始まってきて、明らかに物忘れの原因と考えられます。ただ、アルツハイマー病は側頭葉の萎縮が始まっても、調べてみると動脈硬化性の変化はほとんどないことが多いのに対して、この方は六三歳にしては明らかに加齢変化を越える異常所見がみられます。めまいが起こったり、呼吸が突然止まることもある危ない血管の狭窄が始まっています。著明な脳動脈硬化症です。この方は認知症のなかでもアルツハイマー病ではなくて、動脈硬化性の認知症と考えられます。認知機能検査では三〇点満点中一六点でした。海馬という記憶の中枢が老化している状態です。アルツハイマー病はこの海馬が萎縮してしまう病気ですが、この方の場合は動脈硬化性の血流障害が生じて海馬の機能が低下している状態です。認知症は、エピジェネに関係する可能性を秘めています。代謝障害をはじめとして、さまざまな要因が複雑に絡み合って、疾患として発症していると考えられます。認知症の検査も進歩しています。VSRADという特殊検査は、海馬の萎縮と脳全体の萎縮とを比較して、海馬だけが特別に萎縮していないかどうかを調べる検査で、将来のアルツハイマー病を予測する検査として有用です。さらに最新の特殊検査として、認知症の原因ともいえるアミロイドの沈着を認識する画像検査も開発が進んでいます。このような検査が、エピジェネと大きく力を合わせながら、新しい検査方法や治療方法につながっていく可能性もあると思います。

神経内科の外来では、脳の老化予防のためにさまざまな取り組みを行っています。運動療法、食事療法、五感刺激療法など、まだまだ開発すべき問題点が山積みですが、認知症予防のために今後もさらに努力していきたいと考えています。

㈥　その他の神経疾患の可能性について——片頭痛・多発性硬化症・重症筋無力症など

最後に、どのような神経内科の病気とエピジェネティクスが関わる可能性があるかということについてまとめのお話をします。やはり、これまでにお話ししたような脳血管障害、脳動脈瘤、血管異常・血管低形成といった疾患はもちろんですが、パーキンソン病や認知症以外にも、脊髄小脳変性症などの神経変性疾患があります。それから免疫介在性神経疾患というグループがあります。風邪などのちょっとした出来事をきっかけに体の中で免疫異常が起こって、さまざまな病気が起こるグループで、多発性硬化症、筋無力症、免疫介在性脳脊髄炎、Guillain–Barré 症候群などといったものがあります。免疫異常という点で、エピジェネティクスと大きく関係している可能性があるのではないかと考えられます。また、頭痛の中でも、ただの肩こり頭痛だけではなくて、いわゆる偏頭痛といわれる血管性頭痛や、骨の変形をきたしやすい人など、エピジェネティクスといろいろ絡んでくる可能性があると思われます。臨床医として、既成の疾患概念に捕われることなく、エピジェネティクスという概念の間口の広さに期待して、すべての病気について、究極の予防医学として、取り組んでいきたいと考えています。ありがとうございました。

全体討論

一、はじめに

坂爪：それでは残りの時間は、会場からご質問をいただいて、発達障害、そして成人期や高齢期の健康について考える機会にしたいと思います。まず、基調講演をお願いした福岡先生から一言いただきたいと思いますので、その間に会場の方は、質問をお考えください。

福岡：市川先生のお話で発達障害がじわじわと増えてきているということを知りましてびっくりしました。改めてその原因を解明して、何とかしなければいけないと思いました。そしてまた、今日私がお話しいたしましたように、これだけ豊かな時代にありながらも妊婦さん、お母さん方の栄養状態が決してよくないという現象があります。両者に直接的な関連性の提示ができていないということですけれども、何か関連があるのではないだろうかという印象を受けました。また大貫先生が、さきほどのようなかたちで患者さんについて調査していただいているということで、疾患を新しい見方で見直すことで、それが根本的な治療や予防に通じていく可能性を感じました。また、久保田先生がお示しされたかたちで、具体的にヒトでこのような変化が起こっていることを示すことができれば、私たちの思っていることが、非常に強い説得力となって、日本の健康を維持増進し、さらに健康を新しいものの見方で解明していく方向性が得られるのではないかと思います。そういう意味で、今日のシンポジウムから未来にむけての光を感じました。

坂爪：お話しいただいた先生方には、最後に一言ずつコメントをいただきたいと思いますので、会場の方から何かご質問があれば、時間の余裕のあるうちにお受けしたいと思います。いかがでしょう。お話しいただいたなかのどの先生に対してでもよろしいかと思います。もし差し支えなければ、ご所属とお名前をいただければと思います。

二、満期で生まれた低出生体重児の栄養について

質問者1：所属は特にありませんが、離乳食の栄養相談をしております。低出生体重児についてお伺いしたいのですが、早産だったから小さく生まれた方と、満期で生まれたけれど小さく生まれた方は違って、もし先生が言われたような、満期で生まれたけど体重が小さい方については、やはり小さく生まれたらお母さんはいっぱい食べさせようとなさって、ものすごく大きくなる方がいっぱいいらっしゃるので、そのときには止めてあげた方がいいのかなって、それについてお伺いしたいのでお願いします。

福岡：今、世界的に早産と満期の低出生体重児の予後に関する調査が大々的に行われていますけれども、両者は違ったものではないだろうかという考え方が出てきております。しかし一方では三二週以前の早産で低出生体重児でも、満期での低出生体重児と同じような糖尿病の発症リスクがあるということがわかってきました。ただし、満期の低体重児が、栄養が少なかった子宮内

で発育していたということで、大きな代謝変化が起こっていると考えざるを得ません。そこでそのリスクを下げる手段として母乳が重要だといわれております。それも生後六か月の間、母乳保育を徹底した場合に、将来のリスクは少なくなる、抑制できるのではないかという考え方です。母乳で育てた場合に肩太りの赤ちゃんが育つと、よくいわれております。これは、母乳は未知の因子によって、小児期の急激な体重増加を抑制する可能性があるということ、それからもうひとつ久保田先生がお示しになりました、育児におけるスキンシップを密にした場合に、ストレスに強い子どもに育てる可能性があります。ストレスに強いというのは副腎皮質ホルモンの過剰な分泌を抑制するということですが、そのようにする効果があるのではないかといわれております。この過剰な副腎皮質ホルモンが出やすいというのは、糖尿病などになりやすい体質をつくることになります。ヒトの場合、そのような母乳の作用メカニズムはよくわかっていませんけれども、動物実験から考えても、そういった傾向があるといわれております。それからもうひとつは急激な体重増加、これは注意すべきと思います。小さく生まれた赤ちゃんの特徴には、あまり動かないということと食欲があるということの二点があります。ですから、体重をチェックしながら、できるだけ運動習慣を身につけるような育児というのも、リスクを低くする効果があるといわれております。今のところ、わかっているところはこういうところです。

坂爪：よろしいでしょうか。他にいかがでしょう。ご質問等。どうぞ。

三、映像教材の意義について

質問者2：N女子大学家政学部児童学科のAと申します。児童学科の学生なので、発達障害などについても勉強しているのですけれども、最初の坂爪先生のお話のなかで、映像化された情報が多いことによって、ことばの理解などが低い学生が増えているんじゃないかというお話があったと思います。一方で逆に、普通学級にいるグレーゾーンといわれているLDとかADHDの生徒には映像、視覚的な情報をつかって指示するやり方がとても有効だというような結果も出ているみたいですけれども、それをしてしまうと、他の生徒のことばの発達が遅れてしまうのではないかと今日聞いていて思ったんですが、そのあたりについてはどのようにお考えでしょうか。

坂爪：私は今回の講演者ではないのですが、質問にお答えさせていただきます。ことばの力が低下したから教材がビジュアル化したのか、ビジュアル化っていうと格好いいのですけれど、日本語にすると〝絵本化〟だと思うのですが、あるいは〝絵本化〟したからことばの力が弱まってきたのか、どっちが先かというのはよくわかりません。多分、ことばの力が低下した方が先だろうなと自分では考えております。ただ、私がお話ししたのは高校生や大学生ぐらいで、発達に問題のないいわゆる一般の生徒や学生についてお話ししたんですね。自閉症への教育に際してよく利用されていますが、視覚的な構造化でわかりやすい、要するに多義性のない明確な学習環境あるいは課題は、発達障害のある生徒にとってわかりやすくて行動が安定するということでよく使われますね。あと、一般の子どもたちの場合でも、就学前くらいの子どもは絵本を読んでもらう。彼らもことばがまだ十分ではないですから、絵を手がかりにして物語を理解する。そういう意味では、有効だと思います。それはいいと思います。ただし、高校生や大学生くらいになったときに、本当にわかりやすい、さっきお話ししたように耳障りのいい表現での標榜の下で、なんでもかんでもビジュアル化することはどうなんだろうかと思います。これは別に私がデータをもっているわけではないので、どこまでいいか悪いかわかりません。ただ、危惧はしています。というのは、発達障害の生徒や、年齢の小さい子どもの場合は、多義性がない方がわかりやすくてよいのですけれども、大学生や高校生くらいになったときに、多義性がない教材や情報を多用するということは、考えない、考える必要がない情報にさらされるというふうに捉えることもできると思います。以前どこかで例として話したことがありますが、たとえば我々が〝赤鬼〟っていうときに、〝赤鬼〟を絵で示されたら、それはもう、それ以外の何者でもないと思います。それ以下でも、以上でもない。でも〝赤鬼〟っていうのをことばで出されたら、高校生や大学生くらいであれば、さまざまにイメージが膨らむ余地が大きいと思うんですね。そういう意味での多義性というのが教材のなかに含まれていないと、特にことばで考える力がどうなるのかなというのが、個人的には気になっています。社会全体がわかりやすさの名の下に〝絵本化〟、ビジュアル化していると思うんですね。それがいいことなのか悪いことなのか、よくわかりませんけれども、そういう意味でお話ししました。発達障害の生徒への教育方法のひとつとして、あるいは年齢の小さい子どもたちへの教材のひとつとして、ビジュアル化したものを使うというのはいいと思います。やはり年齢に応じて、またその生徒の状態に応じて有効な方法を工夫しなければいけないということだろうと思います。よろしいでしょうか。他にいかがでしょうか、ご質問、あるいはご意見でも結構です。

四、食生活について

質問者3：今日は非常に興味深い、おもしろい講演をありがとうございました。Y大学医学部で環境遺伝学の研究を最近始めました、学部二年生のIと申します。福岡先生に簡単な質問を二つほど。ひとつは先生のお話のなかでもスライドで出てきたと思うんですけれども、食生活の指針、あるいはそれの情報源をどこで手に入れられるのかということをもう一度ここで簡単にお話ししていただきたいのと、もうひとつは、それにも関連するんですけれども、普段の食生活で主に何に気をつけて食事をし、どういったものを食べればいいのか、その基本的な指針をここでちょっと教えていただきたいなと思っています。たとえば、体重、自分の体格、生活強度がおそらく一般的な基準になると思うんですけれども、重要なファクターがあればご提示していただきたいと思います。あと、葉酸といったものが、どういった食品に含まれるのかということを簡単にご説明していただきたいと思っています。よろしくお願いいたします。

福岡：今の質問というのは、重要なものを数多く含んでいると思います。まさに、この質問に対する回答が、今私たちが妊婦さん、あるいは若い女性に求めている本質的なものだと思います。そういう意味で、いい質問をしていただいたと思います。まず、妊産婦のための食生活指針ですが、これはインターネットで「妊産婦のための食生活指針」と打ち込んでください。そうしましたら該当するホームページが出てまいります。そこには妊娠中の望ましい体重増加量とか、今の若い方たちの体格がどう変化しているか、それから具体的に食生活をどういうふうにするかということが具体的に提示されております。ただし注意していただきたい点、これはあくまでも二五〇〇グラム以下の赤ちゃんを産まないためにという指針です。ですから私が申し上げましたように、それぞれ疾患の発症リスクと出生体重に関してU字型を呈しておりまして、リスクの少ない理想とする出生体重が本当は望ましいわけです。その出生体重がいくらあるかというのは、これから疫学的な調査をやっていかないといけないと思います。私の個人的な印象としては三五〇〇グラム前後くらいではなかろうかと思っています。基礎データがありませんのではっきり申し上げられませんが、それくらいの体重はほしいと思います。私が医者になった頃は、三五〇〇グラムくらいの赤ちゃんは普通でした。それから、妊娠中の体重増加量ですけれども、カロリー摂取量と体重増加量というのは一対一に対応しておりません。それぞれの各人ごとのカロリー消費量というのは生活強度、体格、筋肉の絶対量によって変わってきます。ですからお母さんにとって、理想的なカロリーが摂れているかどうかは、体重増加量がひとつの指標になります。それからどのような食事がいいかということですけれども、栄養士の先生方に調べていただきましたら、和食と洋食をとっている方を比べますと、和食をとっている方の方が栄養バランスが優れているという結果が得られております。ごはんでは副食をいろいろ考えて加えることが容易にできるということで、バランスが自然にとれるからだと思います。和食が外国で注目されていますけれども、魚あるいは野菜、海産物、それからごはんと、バランスがとれたものが得られると考えられます。それから、葉酸に関してはサプリメントをとってください。残念ながら日本の現状では、食事から十分な量の葉酸を確保することは難しいということが現実問題として出てきています。食事摂取基準でも二〇〇五年版では、葉酸はサプリメントをとりなさいと明確に述べてあります。摂取量は四〇〇マイクログラムです。しかし妊娠中だけでなく思春期の頃から、葉酸はぜひとっていただきたいものです。それからなぜ四月三日が葉酸の日に決められたかというと、二分脊椎症という奇形を防止するというためにということが基本にあります。妊娠の前、妊娠の初期にとれば奇形が防止できるというものです。しかし胎児のエピジェネティクスの変化を考えますと、妊娠中は必ずとっていただきたいし、授乳中もとっていただきたい。さらに動脈硬化とか、認知症を考えますと、すべての方たちが、サプリメントをとっていいのではないかと思います。ただし、過剰摂取になると逆に発ガンのリスクが高くなるという問題になりますから、必要な量のみをすべての人たちが摂取することが望ましいと思います。それから一つ追加致します。ビタミンDが日本人の妊婦さんでは極端に減っています。これは日焼け止めクリームなどの多用に原因があると思うんですけれども、妊婦さんのビタミンDの血中濃度が減っています。これがどういうことにつながるかといいますと、オーストラリアのデータでは、胎児の知能の発育に大きく影響するだろうといわれております。それから、北欧でいわれていますのは、ビタミンDの少ないお子さんからの免疫の異常による一型糖尿病の多発です。具体的に日本で何が起こっているかということですけれども、小児のくる病、これが今多発しています。小児の五〇％以上にビタミンDが少ない、ビタミンD欠乏症で、くる病を発症する一歩手前の状態にある子供が多いのです。だから日光にあたるというが重要なことだということで、追加させていただきます。以上です。

五、まとめ

坂爪：それでは、終わりの時間も迫ってきましたので、最後に、私の方から先生方に少しご質問をさせていただき、お答えと合わせて先生方に最後のコメントをいただければと思います。今回のこの講演会の趣旨や問題提起について、おそらく久保田先生も市川先生も大きく疑問をもたれているところだと思いますが、なぜ発達障害、しかも自閉性関連の障害の人が増えているのか、これが非常に気になります。この点をお二人の先生に、非常に難しい質問だというのはわかりながらも、お聞きしたいと思います。また、大貫先生には、先ほどの問題提起のところで神経系の問題、これは特に今の学生がどうということではないんですけれども、脳の入れ物である身体そのものがどうも、こういう言い方をしてよいのかどうかわかりませんが、典型的な大和民族の体型から変わってきています。脳も身体の一部であるわけで、足が長くてすらっとしてきたという身体の変化について、変な質問ですけれども、先生はどんなふうにお感じになっているかをお聞きしたいと思います。大貫先生も大学でいくつか授業を担当されて、若い学生の変化をご覧になっているかと思いますので、神経内科の立場からご覧になったときにどうなのかなということをお聞きできればと思います。久保田先生からお願いいたします。

久保田：私に与えられた質問は、なぜ発達障害の子どもが増えてきていると思うか、ということですね。オーソドックスな答えをひとつと、非常にマニアックな遺伝に関する、ふと今、話を伺いながら思いついたことのふたつからお答えしたいと思います。ひとつは、今日何度も出てきたエピジェネティクスが環境要因で変化しうるということ。遺伝子、ＤＮＡが傷つくほどではないけども、ちょっと脆弱かもしれない、このDNAの修飾が胎生期に影響を与えたことで、その結果のひとつとして、成人病もそうなんでしょうけれども、発達障害も起こりえるということが、動物のデータ等からヒトでも示唆されるのではないかと思います。具体的に何という細かいメカニズムまではまだでしょうけれども、その可能性はあるだろうということが今日の全体の流れからのお答えになると思います。もうひとつは、これは先ほど市川先生がご講演のなかで私に質問というかたちで軽くお話しされたところでもあるんですが、知的障害、ある程度重い子は男女差がないんだけれども、増えてきている発達障害は男の子が多いと。これはなぜかと。ぱっと思いついたのは、伴性遺伝病のようなX染色体上の遺伝子の異常というのを思いついたんですけれども、どうもそれはお母さんが保因者で、血友病とか筋ジストロフィーみたいな考え方なんですけれども、それを思いつきました。ですがそうではなくて、市川先生が示されたことを家系図にしてみますと、お父さんから息子に伝達していると。こういう伝達様式というのは今までの遺伝病ではほとんどないとされてきて、もしあるとすればY染色体で男だけの染色体、YからYへつながる。つまり父から息子にいくということなんですけれども、Yというのは先ほどご説明した通り、ほとんど遺伝子がないというのがいわれております。精子ゲノムに何らかの遺伝的変化が入ることに関して二通りの考え方があって、DNAそのものが突然変異を起こすという考えと、エピジェネティクスが変わったものが植物のように遺伝するという考えがあります。いずれも卵子はお腹の奥の方、卵巣の中にあるのであまり変化しないのに対して、精子は非常にゲノムが不安定だということから、こういうふうにいったんですけれども、エピジェネティクス的に精子の不安定性が男—男の発達障害の遺伝を起こして、その脆弱性を起こす根源は何かの環境要因かと思います。そこはまだこれからかもしれません。長い答えですみませんでした。

坂爪：ありがとうございました。それでは市川先生、お願いいたします。

市川：今の坂爪先生の質問というのは誰も答えられないところかもしれません。私はいつも、増えてきたのか、目立つようになったのかということを考えなきゃいけないと思っています。学校の先生なんかとお話ししていると、発達障害の子どもに合うような教育を通常学級の子にしてもうまくいくんだという話をよく聞きますよね。何か、社会がそうなりつつあるのかと思ってしまいます。どこで線を引いたらいいのか。先ほど申し上げたように、スペクトラムであって、ボーダレス化してきていますよね。ですから、今まであまりにも自閉症の世界なんかは遺伝のことをやること自体に一部否定的な態度をとってきた背景もあり、日本はおそらく欧米に比べて圧倒的に遅れてしまっています。これはエピジェネティクスがこれからとても重要になるということだと思うんですけれども、もうひとつ、あまり逆に行きますと今度は、お父さんがタバコを吸っていたら皆子どもたちは同じになっちゃうのかという話になってしまう。必ずしもそうではないですね。何か、ひとりはうまくいかなかったがひとりは頑張っているというような話も聞きます。それは主観が入っていることだからわからないところもありますが、やはり社会の変化とか受け入れの問題というのも入れておかないといけないと思います。要するにここまでが疾患で、ここから疾患でないというのがだんだん不明確になってきていると考えた方がいいのかなと思います。ですから、僕は別に自閉症が増えちゃいけないかというのは難しい問題であって、だいたい精神科の疾患というのは多数派が少数派につけるのが病名ですから、世の中皆自閉症になったら、「あの人は自閉症じゃなくて困ったもんだ」ということになるわけですよね。ですからそれはまた別の問題かもしれませんけれど、逆にいえば現在の社会にどれだけ適応できていくかということ。社会が変わっていけば、それってなくなっちゃうのかもしれませんけども。先ほど坂爪先生がおっしゃったビジュアル化、私はビジュアル化だけが問題ではなく、いろいろなところでエネルギーが少なくて済む方向にどんどんいっているような気がします。これは社会が便利になっていることと関係しているんでしょうけれども、特にコミュニケーションは、昔は直接会って話し合ったのが、それが手紙になって電話になって、ＦＡＸになって、今はメールになってと。どんどん楽な方向にいっているんですけれども、人間て多分、それだけではうまくいかないところがあって、どこかで爆発しちゃうのかなという気がよくしているんです。それでうまくやれる方とやれない方がいらっしゃるっていうのは、周りの人の関係もあるのかもしれませんが。ぜひこの考えを入れて、バランスよく、いろいろ考えていかなきゃいけないのかなということを今日、聞きながら思いました。ありがとうございました。

坂爪：ありがとうございました。大貫先生、最後に、変なことを質問してしまいましたけれども、先生の視点からぜひ教えていただければと思います。

大貫：はい。学生や日本人や若い人たちの運動機能の発達や、脳の発達ということから考えてみたいと思います。もちろんエピジェネティクスの始まりも含め、生活習慣全般でもそうですけれども、高齢者の患者さんの例としてたとえばパーキンソン病をもっていても、「転ばないように気をつけましょう」というお話を僕たちが外来でしてしまう場合と、「ヘルメットをつけてでもいいから、少しぐらい転んでもいいから、頑張るところは頑張らないといけないんだ」ということをしっかり話し続けていると、やっぱり医者がうっかり「無理はしないように」といってしまうと、それは患者さんにとって運動しなくていいという言い訳につかうことがほとんどだという印象があるんです。そこで、そういう話も含めてわざと患者さんには伝えたうえで、僕たちが考える「無理をしないでください」は大分無理したうえで、「そこより先はいかなくていいという、ほんのちょっとの部分だけを僕たちは無理といっているんだから、ヘルメットつけてでも、アザをつくってでもいいから、基本的には頑張りましょう」というと、やっぱり一年間で運動機能、単純に万歩計をつけてもらったりすると、七〇歳のパーキンソン病の人でも七一歳まで運動機能は上がります。病気といえども上がります。それでかなり厳しい説明をする外来になっていますけれども、やっぱり大学病院の専門外来が「大変だからそこそこにね」といってしまったらおしまいだと思っているので、ものすごく厳しくするとちゃんと上がりますから、そういうところで考えるとやっぱりもちろん運動能力も、トライするアクティビティに何の問題もない若い人たちがやればやるほどよくなる余地を十分残したうえで、市川先生が先ほどおっしゃった通り、今の社会の環境で考えると、頑張らせれば頑張る人もいるということです。それからもうひとつ、医学的な話ではないかもしれないんですけれども、オーストラリアで仕事をしていた数年間に、子どもが小学校一年生の時の運動会、といっても日本のような玉入れのような運動会ではなくてスポーツデーなんですが、小学校一年生が朝から五〇メートル、一〇〇メートル、二〇〇メートル、四〇〇メートル、八〇〇メートル走を順番に走るんですよ。最後一年生が八〇〇メートル走っているヘトヘトさ加減なんてかわいくてしょうがないんですけれども、それがやっぱりそんなもんだと思って学年が上がっていく二年生、三年生、中学生、高校生は、やっぱり日本より体格が良くて運動機能が高い人が多いんです。それから、プールもまったく同じで、小学校一年の最初の体育の授業で、何百回立ってもいいから一キロメートル泳ぎなさいって最初の授業で言われて、ヘトヘトで帰ってきたんですよ。そこまでやらせちゃえば、あんな世界記録が出せる人たちがごろごろ出てくるというようなことは当然あると思います。なので、もちろん胎生や病気や疾患概念を考えていくことも必要だけれども、人間が本来もっている力がどこまで強いかっていうことを、見つめ直すのもエピジェネティクスの大きな役割だと思います。病気にならないようにする努力について本人もいろいろなことを認識しなきゃいけないし、またこのエピジェネティクスという考え方が、メタボみたいなイメージで世の中に広がって、やるべきことがいろいろあるんじゃないかという方向に進めば、運動機能に関しても脳に関してもそう捨てたもんじゃないと思っています。脳に関しては、認知症が起こり始めた方に、すごく一生懸命勉強を本気でやってもらうと集中力も含めて少し上がります。それから本当にぼけたくない人に、「本当にぼけたくないんだけど、何か先生、良いアドバイスを」と言われたときに、僕は必ず「ご自分の最終学歴の高校、大学を毎年受験し直すつもりで受験勉強をしてください」って言って、テキストを買って練習問題やってもらうと、「前はナントカ大学入ったけど、今年は落ちたかもしれない」とか言いながらもやっぱりほとんどの方がぼけません。ですからトレーニングするには、レベルを甘くしていちゃいけないということを臨床的に感じているので、外来の説明は非常に厳しいところがあると思います。半泣きで帰る患者さんもいます。でも次までにやってくるだけのことあるでしょ、ということになるので、育てがいはあると思います。

坂爪：ありがとうございました。私は大貫先生の患者になるのはやめようかな（会場笑）。私は泣きながら帰らざるを得ないかもしれませんので。ちなみに大貫先生は、ご自身が実践されている方で、フルマラソンを走られる方です。東京マラソンにもこの前出られたそうです。時間が過ぎてしまいまして、質問をたくさん受けられなくて申し訳ありませんでした。

最後に閉会の辞としまして、私の方からひとこと。ご参加いただいた会場の皆さん、ご講演いただいた先生方に、本当に感謝申し上げます。今回の講演会は教育総合研究所の一〇周年事業の一つとして開催しました。我々が教育を考えていくときに、狭い意味で教育を捉えすぎるのは良くないと思うんですね。特に今回、いわゆる発達障害ですとか、メタボリックシンドローム等の関連で、医学系の先生方にお話をいただきましたけれども、いろんな視点から教育をながめてみることが大切だと思います。最後に大貫先生がおっしゃった成人の認知症の方でも能力がアップする、高齢者の方でも運動機能がアップする、同じくパーキンソン病の方でも運動機能がアップするということ、これらのことは発達障害の生徒さんたちを指導するときにもそのままあてはまることですね。そういったところを我々はさまざまな領域から学んで、教育にうまいかたちで活かしていければと思います。今日はどうもご来場いただきまして、ありがとうございました。講師の先生方にもう一度拍手をいただければと思います。どうもありがとうございました。

「早稲田教育ブックレット」№・4刊行によせて

稲葉敏夫

早稲田大学教育総合研究所が刊行する「早稲田教育ブックレット」も今回で№・4となりました。おかげさまでこれまでの№・1から№・3も好評を博し、ブックレットとして定着してきました。№・1として『発達障害にどう取り組むか』、№・2として『キレやすい子どもにどう取り組むか』、そして№・3として『衝動性と非行・犯罪を考える』を刊行してきました。

「早稲田教育ブックレット」の刊行は、早稲田大学教育総合研究所の社会的使命を果たすべく、主催する公開講演会等の内容を広くお知らせすることを目的にしています。そのため、たとえ専門的な内容であってもできるだけ平易に読みやすく表現するように努めています。教育に関する悩みや課題についてできるだけ多数の方と認識を共有しあい、解決に向けて行ければと願っています。

今回は、二〇〇八年六月二十八日（土）に開催された教育最前線シリーズⅦ『「食」と発達、そして健康を考える―母親の栄養と赤ちゃんの発達と成長後の健康』の講演会の内容をブックレットとして刊行しました。講演者の方々はそれぞれの専門の立場から、きわめて示唆に富む話をされています。例えば、問題提起において、坂爪一幸氏は発達障害の方が増えていること、そのなかでも自閉症の方が増えていることを指摘しています。基調講演で福岡秀興氏は、低出生体重児が増加していることと、小さく生まれて大きく体重を増やした場合、メタボリックシンドロームなどのリスクが高くなることを述べています。教育講演の久保田健夫氏、市川宏伸氏、大貫学氏からも多大な示唆をいただきました。

教育を取り巻く環境は大きく変化しつつあります。幼児教育、学校教育、高等教育、生涯教育のどれをとっても深刻な問題を抱えています。それらの問題の解決に向けて、本書がいささかなりとも貢献できることを願っております。

（早稲田大学教育総合研究所　所長）

著者略歴（2009年3月現在）

坂爪一幸（さかつめ・かずゆき）
早稲田大学教育・総合科学学術院教授（教育心理学教室）、博士（医学）
略歴：早稲田大学大学院文学研究科心理学専攻博士後期課程単位取得、リハビリテーションセンター鹿教湯病院心理科主任、浜松市発達医療総合福祉センター療育課療育指導係長、浦和短期大学福祉科助教授、専修大学法学部助教授などを経て、現職

福岡秀興（ふくおか・ひでおき）
早稲田大学総合研究機構胎生期エピジェネティクス制御研究所客員教授、医学博士
略歴：東京大学医学部医学科卒業後、東京大学医学部助手（産婦人科学教室）、香川医科大学助手（母子科学教室）、ワシントン大学医学部・ロックフェラー財団生殖生理学特別研究生（薬理学教室）、香川医科大学講師（母子科学講座）、東京大学医学部助教授（母子保健学講座）、東京大学大学院助教授（医学系研究科発達医科学教室）を経て、現職

久保田健夫（くぼた・たけお）
山梨大学大学院医学工学総合研究部教授（環境遺伝医学講座）
略歴：北海道大学医学部卒業後、昭和大学大学院医学研究科修了（小児科学専攻）、昭和大学医学部助手（小児科学教室）、長崎大学医学部研究生（原研遺伝学教室）、ベイラー医科大学研究員（分子遺伝学部門）、米国国立公衆衛生研究所研究員（ゲノム研究センター）、シカゴ大学研究顧問（遺伝医学部門）、信州大学医学部助手（衛生学教室）、信州大学医学部附属病院助手（遺伝子診療部）、国立精神・神経センター神経研究所室長（疾病研究第二部）などを経て、現職

市川宏伸（いちかわ・ひろのぶ）
東京都立梅ヶ丘病院院長、東京医科歯科大学医学部臨床教授、東邦大学医学部客員教授、医学博士
略歴：北海道大学医学部卒業後、東京医科歯科大学医学部付属病院研修医、東京都立梅ケ丘病院医員、東京都東村山福祉園医務科長、東京都立梅ケ丘病院医長、同部長、同副院長を経て、現職

大貫学（おおぬき・まなぶ）
埼玉医科大学総合医療センター　神経内科・ER　准教授
略歴：埼玉医科大学神経内科大学院修了後、国家公務員共済組合連合会立川病院神経内科医長、La Trobe University, Melbourne, Australia, Biochemistry, Research Fellow, Melbourne University, Royal Melbourne Hospital, Neurology, Assistant Professor、埼玉医科大学神経内科・救急部講師、埼玉医科大学総合医療センター神経内科講師を経て、現職